JN297540

島田啓介 訳

Touching the Earth
46 Guided Meditations for Mindfulness Practice
Thich Nhat Hanh

ティク・ナット・ハン

# 大地に触れる瞑想

マインドフルネスを
生きるための
46のメソッド

野草社

はじめに

# 新しく出直すための実践

山のふもとに
せせらぎが流れる
その水を汲み取り身を清めれば
あなたの傷は癒される

この言葉は、ベトナムで伝統的に行われている、よく知られた「新たな出直しの儀式*」の中からの抜粋です。「新たに出直す」という表現は、中国語の「忏悔（chan hui）＝懺悔《ざんげ》」から来ています。これは過去に犯した過ちへの悔《く》いを伝え、これからは深い変化への意志をもって過去とは違った生き方を表明することです。自分の行動が変えられることがわかれば、罪悪感を抱く必要はありません。

新たな出直しの実践によって、私たちは慈悲の水に身を浸《ひた》します。慈悲によって、人は生きる喜びに立ち返ることができます。慈《いつく》しみと思いやりに心が集中するとき、そこから生まれたエネルギーは強められます。ハートに慈悲の甘露が流れ込むと、苦しみのすべてに別れを告げる道がはっきりと見えてきます。

本書に紹介されている新たな出直しの実践は、この大地の慈悲を礎《いしずえ》としています。私たちは、それによって大地のゆるぎない、すべてを包み込むエネルギーを受け取ります。大地は、私たちを抱きとめ、無智、苦しみ、絶望を変容するよううながします。どこにいても大地とつながることはできます。どこでも体を低くして、その安定と恐れのないエネルギーを受け取ることができるのです。

大地に触れながら、呼吸に気づきを向けます。不安、恐れ、心配、不健全さ、怒りを手放します。大地は私たちに反発したり裁いたりせず、苦しみの心を吸い取ってくれるでしょう。そうして受け入れがたい苦しみも、大地に触れて変容させることができます。自分自身や愛する人、社会のすべての人びとへの理解と慈悲があれば、見つめ、話し、行動する能力は磨かれるのです。

大地に触れ、私たちの感謝、喜び、すべてを受け入れる心を母なる地球に伝えます。この実践は人と大地との関係を深め、バランスと、健《すこ》やかさと、安らぎを取り戻してくれるのです。

地蔵経のまえがきには、「大地とは、ゆるぎなく、深く、限りなく受け入れる大いなる力をもった存在である」とあります。大地に触れて生まれるマインドフルネス*と集中は、現実の本質に私たちの目を開かせ、変容と浄化をもたらし、人生に喜びと活力を取り戻させてくれます。この実践を始めれば、その効果はすぐにあらわれます。さらに実践のあとでも、大地からやって来た心の安らぎ、すがすがしく生き生きとした感覚が途切れることはないでしょう。

Touching the Earth
46 Guided Meditations for Mindfulness Practice
Thich Nhat Hanh
Copyright ©2004, 2008 by Unified Buddhist Church, Inc.
All rights reserved. No part of this book may be reproduced by any means, electronic or mechanical, or by any information storage and retrieval system, without permission in writing from the Unified Buddhist Church, Inc.
Japanese translation rights arranged with
Janklow & Nesbit Associates through Japan UNI Agency, Inc., Tokyo.

大地に触れる瞑想　もくじ

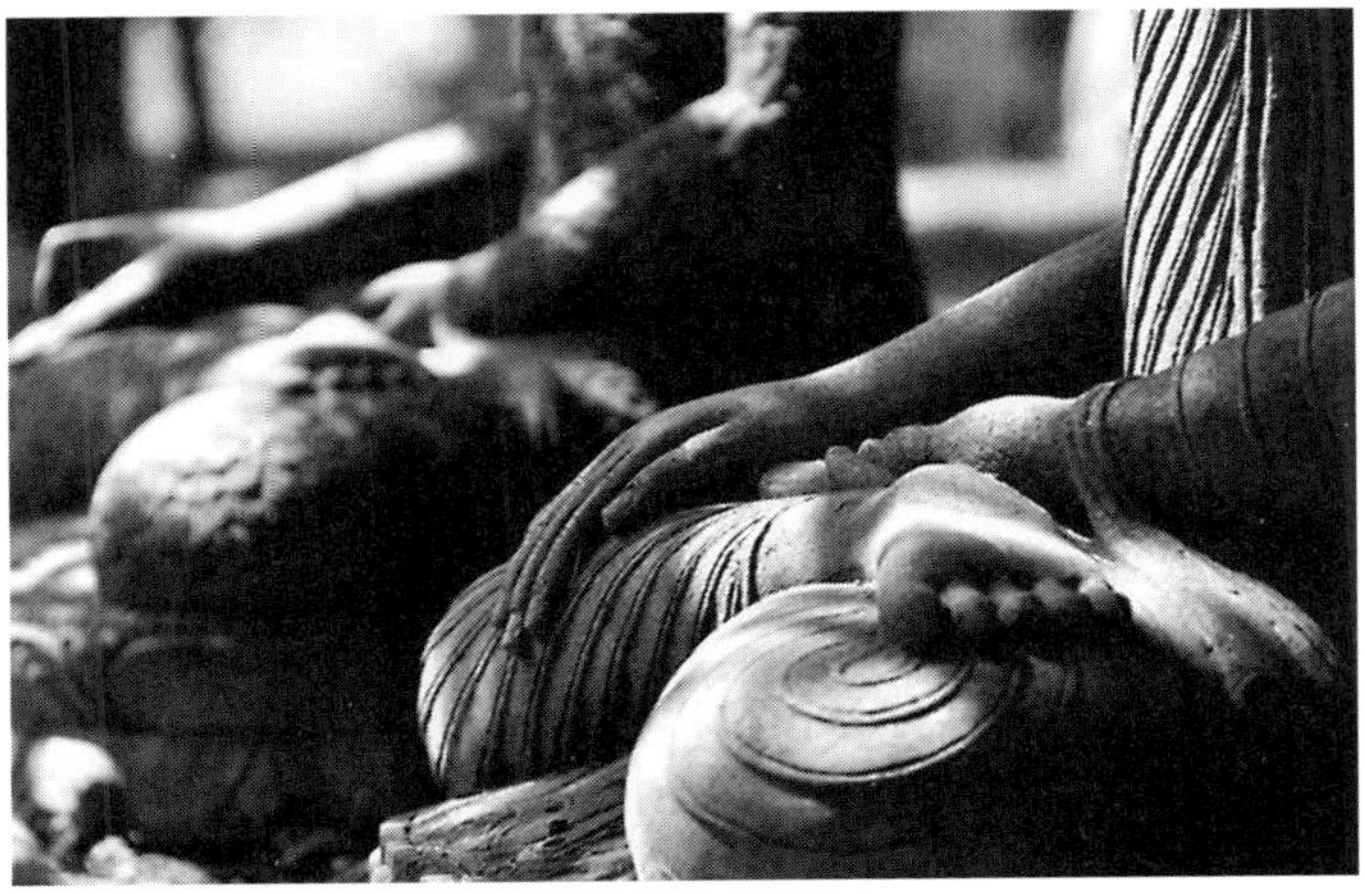

# 母なる地球に思いを込めて語りかける

この思いを込めて語りかける「地球へのラブレター」は、私たちの母なる地球とのつながりを深めてくれる瞑想であり、生きた対話です。これらの言葉は、私たちに洞察と、癒しと、変容をもたらし、大地に触れる瞑想を豊かなものにしてくれるでしょう。あなた自身の母なる地球へのラブレターを書いてみるのもいいでしょう。だれにとっても、大地と親しく言葉を交わすのに、場所や方法の制限はないのですから。

＊　＊　＊

わが神を讃えよ。われらが姉妹でもある母なる地球を通して、あなたは私たちに食べ物を与え、導き、色とりどりの花と薬草とともに、さまざまな果実を生み出してくれる。

――アッシジの聖フランシスコ

愛する母よ。最上の尊敬の念をもって、あなたが私の中にあり、私があなたの一部であることにはっきりと目覚めつつ、あなたに頭《こうべ》を垂れます。あなたは私を産み、私が育つために必要なものすべてを与えてくれました。

私は、呼吸する空気、飲むための水、食べられる食べ物、病気のときに癒してくれる薬草をあなたからいただいています。あなたは私に一度生を与えました。この先も、繰り返しいのちを授けてくれるでしょう。ですから、私はけっして死にません。

私はこの世にやってくるたび、生き生きと新たです。もとの場所に帰るときには、あなたが大いなる慈悲で迎え、抱きしめてくれます。あなたは偉大なる地球、あなたは「テラ」、あなたは「ガイア」であり、美しく青い惑星です。あなたは大地を新たにする菩薩、香《かぐわ》しく、落ち着いて、やさしく、純粋で、永遠に美しい存在です。

あなたには、受け入れ、世話をし、すべてを変えるすばらしい力があります。どんなに汚いものでも、毒ガスでも、放射性廃棄物でさえも。時間があなたとともにその働きを助けます。あなたは何百万年かかっても成し遂げるでしょう。

あなたにはたくさんの子どもがいます。それには無数の生物も含まれますが、人間はそのほんのひとつに過ぎません。私たち人間の多くは、貪《むさぼ》り、プライド、妄想に目をくらまされ、あなたが自分の母だと知らずにいました。だから私たちは互いにひどく苦しめ合い、あなたの健康と美しさを損なってきたのです。

あなたには、私たちの過ちを受け止め変容させるエネルギーが十分にあります。けれど妄想にとらわれた私たちは、あなたから略奪し、争いを生み続けています。だからあなたは少しも安らげません。

母よ、あなたは偉大なる悟りの存在、大いなる菩薩です。あなたは私たちだけでなく、無数のブッダ、聖者、菩薩たちの母です。私たちの祖師、釈迦牟尼仏陀《しゃかむにぶつだ》もあなたの子でした。観音菩薩や処女マリアもそうでした。聖母柳杏《リュウハン》†もです。常不軽《じょうふきょう》菩薩†、地蔵菩薩†も、私たちの両親もまた、あなたの子どもたちなのです。

いくつもの転生のあいだ、あなたが育て導いてきた人びとの多くが、衆生《しゅじょう》を教え、助け、あなたを守る力を備えた菩薩となっています。その中には、この銀河系や太陽系の惑星、さらに遠い銀河を探査し理解しようと試みる者もいます。そうすることによって、あなたと人びととのあいだの対話を促進する手伝いをしているのです。

あなたと惑星との間柄、とくに太陽と月とあなたは、言うまでもなく息が合っています。太陽や月としっかりと結びつきながら滞りなく回転し、昼と夜や四季のリズムを繰り返し刻みます。あなたはまぎれもなく、この宇宙の中でもっとも美しく貴い菩薩のひとりです。その上あなたには、大いなる忍耐という徳もあります。だから私たちは、心の底からあなたに身をあずけ、すべての信頼を置くのです。

## 数十億年の旅

あなたが生まれたのは四十五億年以上前です。それから十億年もたたないうちに、生命があなたの上に姿をあらわしはじめました。その時点から、あなたは次第に今日のような美しい生命の星へと変化してきました。生命は深い海の底で進化し、あなたの体の上で繁殖し成長し続け、それらが少しずつ大気を改善しながら無数の種が誕生しました。

さらに十億年後、大気に酸素が十分に満ちてオゾン層が形成され、地上に有害な放射線が到達するのを防ぎ、生命の陸上での展開を可能にしました。

最初の数億年間であなたは大きな困難を乗り越え、生物を存続させられる大気を創り出しました。莫大な熱を排出するために、あなたは噴火口から多量の火とガスを放出しました。地殻から蒸気が噴き出し、それが大気中に霧となって拡散しました。ほかの原始惑星や隕石がもたらす水分や氷とともに、水蒸気によって海が形成されました。温室効果ガスが太陽からの熱をつかまえ、海の凍結を防ぎました。

あなたは重力によって生命を維持する大気を固定し、地磁気によって太陽風や宇宙線で大気が分解されないように守りました。しかし大気形成以前にも、あなたは火星とほぼ等しい大きさの巨大な天体の衝突に耐えねばなりませんでした。天体の一部はあなたと合体し、その残りがマントルや地殻の一部とともに月になりました。

わが母なる地球よ。天使のように美しい月は、あなたの一部です。彼女は私たちの叔母です。月はいつもあなたのあとに従い、あなたの袖を引っ張り、あなたが急ぎすぎないように、調和をたもつように助け、あなたの上に満ち引きのリズムを作り出します。

## 大地に触れる

計り知れない忍耐と我慢強さゆえにあなたは菩薩となり、私たちすべてのゆるぎない避難場所になりました。不安にとらわれたとき、心が定まらず、悲しみ、憎しみ、失望などにわれを忘れたときにはいつでも、私たちはあなたに戻ることを願って、大地に触れる瞑想を実践します。

あなたに触れれば、そこが避難場所だとわかります。安らぎを取り戻し、喜びと自信が帰ってきます。私たちはみなあなたの子どもです。たくさんの過ちを犯しても、必ずあなたは許してくれます。

あなたのもとに帰るたび、いつもあなたは両腕を広げて迎え、抱きしめてくれます。あなたのおかげで、私たちは自分の不生不死の本質を悟ることができます。あなたの中には、さまざまなかたちの膨大なエネルギーの宝が眠っています。私たちはその宝を適切な仕方で使います。宝物がけっして枯渇しないよう、あなたが何百万年もかけて細心の注意で再生させることなどないように。

尊敬する母よ。土、水、空気のあるところ、あなたは必ずそこにいます。あなたは私たちにいのちを与え、養います。あなたの中にはいつでも私たちがいて、私たちの中にはいつでもあなたがいる、この気づきを失《な》くさなければ、あなたも私たちも安らかで幸せでいられ、健やかさとたくましさを失いません。

しかし、この真実が見えなくなるとき、私たちは自分を見失います。この肉体があなた自身の体でもあるという理解をなくすのです。心は混乱するばかりで夢の中をさ迷い、あなたから受け取った貴い贈り物を忘れてしまいます。

だからこそ私たちは、これからは必ずどんな一歩もマインドフルに歩むと誓います。あなたと、あなたの上に生まれるいのちの奇跡のすべてに触れられるように、この両足を大地に置いていることにしっかり気づきます。このマインドフルな歩みは、私たちを養い、癒し、この瞬間にあなたと触れさせてくれるのです。

過去に無数のブッダや菩薩があらわれ、悟りを成就し、真理の教え（ダルマ）を説いたのは、あなた自身である浄土†の上でした。ここではないどこか、または未来に浄土や天の王国を求める必要はありません。あなたこそがすばらしく美しい浄土なのですから。あなたは私たちの本来の家であり、一歩一歩があなたへ帰る道です。そのほかに、天の王国や至福の地†を夢見ることは考えられません。

私たちの師もまたあなたの子でしたが、その人は菩提樹のもとで成道《じょうどう》しました。師はその場を彼の本来の家と認めました。私たちは師の働きを受け継ごうと思います。無数の転生を通じてあなたと離れず、さらに多くの菩薩があなたの土壌から生まれて来られるよう、私たちの能力、強さ、健康を捧げます。

母なる地球の上に静かに座るときにはいつでも、あなたが私たちの中にいることを思い出します。私たちはあなたの大いなるいくつもの徳を実現する志をもちます。あなたのゆるぎなさ、忍耐、根気、自制心という徳、奥深さ、持久力、安定感という徳、大いなる勇気と恐れのなさという徳、つきることのない創造力という徳です。

こうしたあなたの徳を実現するために、力をつくして実践します。すでにこれらの能力を、あなたは種として私たちの心の土壌に蒔いてくれているのです。

## 地球とは環境ではなく私たち自身のこと

あなたの一人ひとりの子どもの姿はとても美しく、あなたの美を引き立たせます。澄んだ湖、緑の松の木、桃色の雲、冠雪した山の頂、香しい森、真っ白な鶴、金の鹿……

数々のいのちの奇跡的なあらわれのすべてが、あなたの子どもです。それら一つひとつがあなたの美を高め、神々しさを増します。子どもたちには幾百万もの種があり、それぞれ特有の言葉をもっています。母であるあなたには、人間の言葉はもちろんそれらすべての言葉がわかります。

あなたはひとつの惑星でありながら、人間だけでなく生きるものすべての母です。だから話しかけるたび、祈りを捧げるたびに私たちは大きな安心を感じます。すべての人間はあなたの子どもであり、それ以上にあなたそのものです。あなたは私たち一人ひとりの中にたしかに存在するのですから。

自分が生きるこの大地は浄土とは別である——そんな誤った考えをもつ者も中にはいます。彼らは今あるこの大地を捨て、はるか遠くの浄土への生まれ変わりを望むように誘います。彼らは知らないのです。心が静まり浄らかで愛に満ちていれば、生ごみを花に変える力があれば、泥によって蓮の花を育てることができれば、自分の苦しみが本当は悟りであり、今ある大地こそがそのまま浄土であることがわかるのに。彼らはこの大地が浄土であるかどうかによって、ものの見方がすっかり変わってしまうということを理解していません。

空に浮かぶ雲や散りゆく葉など、あなたの体に起こる物理的な現象を見るだけでも、不生不死や存在・非存在という本質が十分理解できます。そうしてはじめて私たちは、存在と非存在、所有と非所有、増・減、異・同などからくる恐れも不安もなく、いのちを丸ごと味わうことができるのです。

# 太陽はこの胸の中に

愛する母よ。あなたが私たちにいのちを与え育てていくために、太陽の存在は欠かせません。太陽は私たちの父親です。太陽もあなたも果てしのない軌道を描きながら、三六五日十二カ月の完璧なめぐりを私たちに与え、春夏秋冬の四季を作り出します。

父なる太陽から放出された光はあなたに温度をもたらし、光合成を可能にします。その助けであなたは私たちのいのちをたもつのです。あなたも父なる太陽も、気体と塵《ちり》でできた回転する巨大な星雲から生まれました。太陽の直径はあなたの百倍以上もありますが、あなたの軌道の差し渡しはさらにその二百倍にも及びます。その距離はほんの一億五千万キロですが、太陽光があなたに到達するのに八分以上はかかります。

私たち一人ひとりの体には心臓がありますが、停止すればその場で私たちの息は絶えます。見上げれば、この小さな体内ではなく、太陽系に存在する太陽もまた私たちの心臓だとわかります。もし父である太陽が消滅すれば、私たち人間だけでなく、母親であるあなたのいのちも終わります。ですから深く見つめて太陽が自分の心臓であることがわかれば、父の存在が私たちの内にも外にも見え、最終的には内も外もたんなる概念だと理解できるでしょう。

愛する母よ。見つめるたびに、あなたの中にも私の中にも父が見えます。父は空だけでなくあなたや私の中、この地上にも存在するのです。毎朝太陽は輝くばかりの赤色の円盤の姿を東の空にあらわし、たとえようのない荘厳な光彩を四方へと放ちます。わが父は、太陽神、スールヤであり、スンナー[*]です。彼は偉大なブッダ、大いなる菩薩です。偉大なる太陽の如来[†]であり、無限の光、永遠のいのちです。そして阿弥陀[†]です。父の物理的な大きさは母をはるかにしのぎます。

父は優しい心と許しに満ちた存在ですが、強大な力と勇気をもち、荒々しい性質もあらわします。その王冠の温度は摂氏五千五百度以上で、物質としての組成は電離したプラズマ状態にあります。太陽には、あなたがまとう優雅で若々しい緑の上着に似た、硬質で安定した外殻はありません。

彼はこの銀河系でもっとも大きな天体のひとつです。天の河にある二千億の星のうち八十五パーセントは、父なる太陽よりも小さく暗い星です。しかし地球の三十三万倍もの体積をもつ大きな太陽も、ゆっくりと衰えています。太陽は毎秒ごとにその体の小さな部分を、光エネルギーというかたちで宇宙空間に放っています。愛する母よ。その光のエネルギーを受け取り変容することのできるあなたの力のおかげで、地上の生命は存在できるのです。

無限の寿命をもつとはいえ、父もまた無常であり、これからの百億年でその質量のほとんどはエネルギーに変換されるでしょう。その後は現在の形状をたもつことはできなくなりますが、形を変え、何百億年もかけて放出されたエネルギーとして存続します。

父が放った光は彼自身の継続であり、たったひとつの光子でさえ消滅してはいません。だからこそ真の意味で父の寿命は永遠なのです。

## 太陽系の家族

私たちの太陽系は、惑星の取り巻く集まりが、銀河系の中を連れ立って移動する、ひとつのブッダです。

水星の軌道は、父なる太陽のもっとも近くにあります。続いて金星、そして一番美しい母なる地球です。その外側に火星。火星と木星の間には小惑星帯があり、差し渡しおよそ千キロのセレスから、ほとんど星屑に過ぎないようなものまで、おびただしい数の小惑星が含まれます。

木星は父である太陽から約八億キロ離れており、六十七個の衛星つまり月を引き連れています。月のひとつのエウロパには分厚い氷の層があって、その下には海があると言われ、生命の存在も予測されています。

木星より小さくさらに外側にある土星は、質量で地球の約百倍の大きさがありますが、六十個以上の月を伴っています。天王星と海王星は、太陽系の中でいちばん最後の完全な惑星です。ブッダである私たちの太陽の仲間は、本当に多くの集まりでできています。私たちはこれを、喜びにあふれマインドフルに銀河の中を連れ立って踊る、真の家族、温かいサンガと思っています。

抱きとめる父なる太陽の両腕はとても大きく広がります。もし父が母や私たちすべてを腕の中に抱きしめたなら、すべては灰やガスや液体になってしまうでしょう。

母であるあなたは、私たちを世話することを知っています。あなたは光合成から生まれる酸素を使って大気の上部にオゾン層を作り、地表に到達する紫外線量を制限することで、すべての生命を守っています。あなたの抑制と守護の力によって、鳥たちは広い空でのびのびと暮らし、鹿たちは森を走りまわる自由を満喫しています。イオンを通してあなたは太陽光を巧みに取り込んで蓄積し、子どもである私たちを養い、同時にあなた自身もさらに美しくしています。

あなたの未来、そして私たちの未来は、父である太陽の行く末次第です。太陽の光エネルギーの放射は、これからの数十億年で四百パーセントまで増大するので、あなたがそれに軌道の変化で対処できなければ、地表の大洋はことごとく干上がり、生命の存在ははかなくなるでしょう。

多くの人は毎日父である太陽が東から西へと旅するのを目にして、その本来の家、浄土は西にあると思うかもしれません。しかしあなたに対するのと同じく、それはたんなる私たちの考えです。父はどこにも存在します。

もしも今ここに立って眺めれば、太陽は西にあるように見えるでしょう。しかし地球の反対側に立てば、この瞬間に太陽は東から出てくるように見えるのです。ブッダは北と南、内と外などを区別しませんでした。われらが父は頭上に存在しますが、それと同時に私たちの、あなたの中にもいるのです。こうして父と母、さらに太陽系全体を自分の中に見ることができれば、それ以外の何かを求める必要はなくなります。

あなたと父である太陽が、爆発した星の塵や星間ガスからはじめて作られたときのことを憶えていますか？　そのときあなたはまだ、今のように新鮮でやわらかな覆いをまとってはいませんでした。母よ、そのときあなたは、あなたの衣装は溶けた岩でできていましたが、それはすぐに冷えて硬質な殻に変わりました。

今と比べて、当時の太陽からの光量は七十パーセントほどでしたが、大気中の温室効果ガスは熱の保持を助け、大洋の凍結を防ぎました。およそ四十億年前、宇宙から来たと思われる分子の複合体が融合しはじめ、自己複製する構造体を生み出しました。最終的にそれらはさらに有機的な細胞へと変化し、あなたは生命を出現させることができるようになりました。

何百万光年もの距離の星に発した光の粒子が、ここまでやって来てあなたのもとにとどまります。小さな細胞が集まり、より大きな細胞になります。単細胞生物が徐々に進化して、多細胞生物となっていきます。生命は水から陸へと広がり、今ここにあなたはすばらしい緑のローブをまとっています。しかしあらゆる現象は無常の性質をもっており、地球上の広大な領域にわたる生命は、六千五百万年前の恐竜の絶滅をはじめとして五回以上の破壊を受けてきました。

わずか数百万年前、われわれ人類の先祖がオロリン・トゥゲネンシス†などの類人猿の姿であらわれ、直立する能力をもち両手が自由になりました。彼らは道具の使い方を覚え、相互のコミュニケーションを身につけました。それにより頭脳の発達がうながされ、次第に人類への進化が導かれました。農耕のはじまりと社会の出現は、地球上のどんな種も成し遂げられなかったタイプの能力を人に与えました。

人間は邪悪で、卑劣で、暴力的にもなりますが、精神的な実践を積めば、自分たちだけでなくほかの種に対しても慈悲をもち手を差し伸べる、ブッダ、聖者、菩薩のような目覚めた者になれる能力もあります。そしてあなたを守り、その美しさを維持することもできるのです。

愛する母よ、私たち人類は目覚めという尊い贈り物のおかげで、自分自身の存在を認識することができるようになり、あなたや宇宙の中で自分が真に存在できる場所を見つけられました。私たちは小さくとるに足らない存在ですが、心は三千世界を包み込めるほど広大です。美しいこの地球が宇宙の中心というわけではないことはもうわかっていますが、それでも地球は宇宙のもっとも不可思議な表現のひとつです。

私たちは科学技術を発達させ、この現実の本質が不生不死であり、不増不減で、存在・非存在はなく、同・異同もないことを見出しました。ひとつにすべてが含まれ、極大が極小であり、塵の一粒が宇宙全体を含むことを知りました。

こうした洞察によって、あなたや父なる太陽をより深く知り、自分たちが愛し合うことを学びました。物事へのこうした不二《ふに》の視点とインタービーイング(相互存在)の教えは、あらゆる差別、恐れ、妬み、憎しみ、絶望を克服させてくれます。私たちは、この洞察を未来の世代へ確実に手渡していきます。人類が宇宙の支配者であるなどという無智な考えにはもうとらわれません。私たちの多くは正・不正といった二元的な見方を克服し、今までのように天と地の意志[†]に振りまわされることはなくなりました。

人の姿をした創造主——白い髭を生やした神が空の上に鎮座し、この世のすべてを統制していることなど、すでに信じることはできません。雲の上の女神が、人類が危機に陥るたびに気づいて助けてくれることもないでしょう。

私たちにとって神とは、究極のリアリティであり、不生・不死、不去・不来、あらゆる現象の生起といった世界の本質のことです。しかし実際に苦しみの中にいると、苦や楽がたんなる概念だということもわからず、苦しみを与えるものは何であれ悪く、幸福を与えるものはすべて良いという決めつけにしがみつくことがあります。

すべての知覚は感覚器官に依存しており、生まれつき条件付けを受けています。もし感覚器官の仕組みが違ったなら、知覚も違ってくるでしょう。このように、幸福と苦しみ、浄土と俗界も、私たちのもののとらえ方次第ですっかり変わるのです。

## リアリティの不二の本質

究極のリアリティは、生・死や存在・非存在などの二元的な見方ではとらえることができません。ブッダは人間の姿をしていることもあれば、星座の中の星や、愛する母であるあなたのような惑星としてあらわれることもあります。実際に多くのブッダや偉大な菩薩たちが、人間以外の姿で、はじまりのない時のかなたから生まれ続けてきました。

父なる太陽と同じく、あなたの本質は不生不死です。あなたのように、私たち自身も不生不死です。あなたが人ではなく、惑星という姿の菩薩であることに感謝します。私たちはあなたを擬人化して、人の母親のように母と呼びますが、本当はすべての種の母であることを知っているのです。

愛する母よ。父なる太陽は頭上に光り輝くばかりではなく、人間の体の中にもいます。それを知らずに、年中その名を呼び続ける人たちもいます。彼らは自分の本質が阿弥陀、無限の光、永遠のいのちであることに気づきません。自分が、父である太陽の子どもであるということも知らないのです。

多くの人が私たちの師、世尊《せそん》である釈迦牟尼仏陀を「太陽の同族」と呼びます。昼夜を通じ私たちは、うわべではなく奇跡のリアリティとして父に出会っています。父が無限の光で永遠のいのちならば、私たちも同じです。私たちの体の細胞の一つひとつがその光を放ち、その光を未来へと継いでいくのです。

## 地上にある神の王国

愛する母よ。地上を歩きながら、約束の地をどこか遠くに求め、あなたこそが今ここに存在する不思議に満ちた浄土であることを知らない人たちもいます。神の王国が自分自身の心の中にあることも見えません。彼らには、心が静かで安らいでいれば、自分が今歩いているその大地がそのまま浄土になるということが理解できないのです。

私たちは、洞察と心安らかでマインドフルに今ここにとどまる実践のおかげで、この浄土の上で毎日遊び楽しむことができます。神の王国を手にした私たちは、それをほかに求めることはありません。あなたには、何百万年未来にまで私たちを連れていく力があります。その後あなたは違った惑星へと生まれ変わり、私たちもあなたの上でほかのすばらしい何かに姿を変えているかもしれません。

尊敬する母よ。あなたの子どもの中には、すばらしい数学者、熟達した職人、才能あふれる建築家と自認する者もいます。しかしあなたこそが一番の数学者で、もっともすぐれた職人、最高に才能あふれる建築家であることを知っている者はほとんどいません。桜の花をつけた枝、カタツムリの殻、コウモリの羽などを見れば、その真実がわかります。才能のある芸術家はいますが、四季折々にあなたが見せる芸術には、人の創作は及ばないでしょう。人が感動的な夜明けを描き上げ、輝くたそがれを作り出すことができるでしょうか？　天才的な音楽家たちが作り上げる歌が、あなたの大地と空のすばらしいオーケストラや、満ち潮の轟く音響にかなうものでしょうか？

私たちには勇敢な戦士がいます。極度の暑さや寒さを耐え忍び、山や川をまたぎ越えていく騎士やヒーローたちです。しかしあなたのような忍耐と、受容力をもつ者がいるでしょうか？　すばらしい愛の物語はあっても、すべての存在を分け隔てなく受け入れるあなたのように大きな愛をもつ者はいません。

## インタービーイング（相互存在）〜私たちの本当の姿

愛する母よ。大地の上を歩むたび、私は「心と物質」という概念から自由になることができます。あなたの至上のリアリティも、心と物質という概念を越えています。それは、同じリアリティのもつふたつの顔なのです。

松の木には「知る」という感覚が備わっています。松はたんなる物質ではありません。一粒の塵でさえも、原子一つひとつに知性が宿る生き生きとしたリアリティであり、たんなる物質とはいえません。

私たちの本質とあなたの本質は同じく、宇宙そのものです。これが相互存在の本質です。存在もなく非存在もない、生も死もなく、増も減もなく、物質も心もなく、内も外もなく、来ることも去ることもありません。

大地は四つの基本要素のうちのひとつと考えられてきました。しかし、母なる地球は四つのうち地のほかの三つの要素――水、空気、火によってもできています。四つの要素の中には、時間と、空間と、意識が含まれています。一歩一歩の歩みが、それらすべての相互存在性を見せてくれます。仏性は人間だけではなく、すべての中にあるのです。愛する母よ。あなたは無数のブッダや菩薩を生んだ偉大なる菩薩です。あなたの心は宇宙全体を包み込み、その智慧は十方を照らします。私たちの理解と愛の能力は、あなたのそれとは比較になりません。

人の中には、自分にいのちを与え、苦しみに耐える運命を課したあなたを恨む者もいます。彼らはあなたを理解し感謝することをまだ知りません。深く見つめる実践によって私たちは、あらゆる苦しみや恨みを乗り越えられることがわかります。歴史的な次元(この世)に深く触れれば、究極の次元(絶対的世界)が見えてきて、歴史的次元の中で今起こっていることがよくわかるようになるのです。

究極の次元では、生も死もなく、苦しみと幸福も、来ることも行くことも、善も悪もありません。象徴と物質でできあがったこの世界を、究極の次元から見る視点をもたなければなりません。

歴史的次元においては、死によって生が成り立ち、苦しみがあるので幸福があります。悪がなければ善は成り立たず、泥なしには蓮の花は育ちません。泥と蓮は対立してはいないのです。泥と蓮がかたちをなすためには、互いが必要です。苦しみと幸福、善と悪についても同じです。

それでも悪と善の理解が二元的である私たちは、大地や空を恨み、責め、非難をぶつけることがあります。† 自分たちの卑小な心で、大地と空の偉大な心を決めつけるのです。洪水、台風、地震や津波などは、人間の怒りが転化したものでも天罰でもありません。歴史的次元において、必要に応じてバランスを取り戻すため、ときに応じて引き起こされる避けがたい現象なのです。流星もまた同様です。

バランスのためには、ときによりある種の生物が損失をこうむる運命にあります。しかし、生き残りの欲求が貪欲と高慢に変わると、不要な破壊をもたらす暴力につながります。私たちの知見では、ひとつの生物が自然なスピードを超えてあまりにも急速に進化すると、ほかの生物の存続を脅かし、大きな損失と破壊を引き起こします。その結果、自然界の因縁（起因と条件）が働いて、その生物の破壊と絶滅をもたらすのです。生き残った生物によって、その後均衡が取り戻されます。

通常この起因と条件は、破壊の発端となった当の生物の中からあらわれてきます。私たちはすでに、人類が自らとほかの生物への暴力を止めないなら、それは自分自身にはね返り、あらゆる生物を守るなら自分自身も守られる、ということを学びました。

## 愛を受け継いでいく

愛する母よ。人間であれ、動物、植物、または鉱物であれ、すべてはあなたから生まれ仏性を備えています。私たち人類は知性を誇っていますが、それは数多くの心の機能の一部に過ぎません。ほかにも蔵識《ぞうしき》†や清浄心《しょうじょうしん》（浄く穢れのない心）があります。この瞬間における自分と世界全体を把握できる知性でさえ、存在と非存在、生と死、内と外、個と集合体を分別するという、心の習慣から逃れることはできません。

実践を重ね、観察を深め、自らを浄めて「無分別（差別しない心）」の智慧を身に着けた者もいます。私たちの中にある不生不死の本質によって、涅槃《ねはん》に触れることができます。あなたが進化の道を進めるよう援助する人たち、人類を不二の洞察へと教え導き、区別や差別の心、恐れ、憎しみ、絶望を変容させる力を備えた人たちを、あなたはきっと大きな誇りに思うでしょう。

あなたは多くの偉大なブッダや菩薩を生み出しました。私たちは、教えの道を先に歩んだ人たちについていこうと深い誓いを立てます。私たちは、自分があなたの子どもだと言えるよう、驚くべき崇高なあなたの意識を自信をもって実行に移す誓いを立てます。すべては無常であり、分離した個という実体はないことを理解します。あなたと、父なる太陽と、すべてのブッダ、菩薩は、同じ本質をもちます。究極の次元では、あなたの寿命、父やすべての存在、葉っぱや花のつぼみなどはことごとく永遠であり、生と死、存在と非存在を超えていることがわかります。それでも歴史的次元では、私たちは今の美しく貴い姿がいつまでも続くよう、わが母なる地球を守ろうとします。たった五億年ではなく、それよりも長く。心地のよい太陽系の中で、非常に長い年月私たちと生きられるようあなたを守りたいのです。

## 母なる地球との絆に帰る

愛する母よ。肉体が壊れたらどうなるのだろうと考える人たちもいます。私たちは、いずれあなたに帰ることをよく知っています。瞑想で深く見つめることを知れば、来ることもなく去ることもない万物の本質が理解できます。あらわれ消えることに、何の疑いもなくなるでしょう。

自分があなたから生まれ、これからも繰り返しあなたから生まれ続けることがわかれば、どんな一瞬も新鮮で新たになり、不安や恐れはなくなります。

愛する母よ。あなたの中に宇宙全体があり、私の中にあなたがあることがわかります。あなたはすべての生き物の母ですが、私たちは人間として親しくあなたと言葉を交わし、あなたを見つめ、理解することができます。

あなたは、日々のどんな一瞬も、私たちがマインドフルネスと、安らぎと、安定と、愛のエネルギーを生み出すように望んでいます。私たちはその願いを実現し、あなたの愛に応えます。健やかなエネルギーを作り続け、地球上の苦しみ、とりわけ戦争、飢え、病気などによる苦しみを軽減していけることを信じます。

私たちの存在とこの世界の存在に感謝し、それを楽しむことに努めます。この健やかなエネルギーを使って、私たちは洪水、嵐、地震や津波などの自然災害の数を減らしていくことができるでしょう。

愛する母よ。自然災害によって、あなたの子どもたちがひどく苦しむこともたびたびあります。そのとき、私たちの中であなたも苦しんでいます。愛する母よ。そんなとき私たちはあなたに向き直り、あなたに、あなたの安定と慈悲に身をあずけてもいいですかと問いかけました。しかし答えはすぐには返ってきませんでした。

あなたは大いなる慈悲の瞳で見つめ返し、こう言います。「もちろんみなさんは母に頼っていいのですよ。あなたたちのために私はいつもここにいるのですから。でも愛する子どもたちよ、まず自分に問いかけなさい。母はあなたがたを頼りにできますかと」
愛する母よ。与えられたこの公案のために、私たちは眠れない夜を幾度も過ごしました。今、涙にぬれた顔で私たちは、慈悲に満ちた聖母なるあなたの前にひざまずき答えます。「はい母よ。私たちに頼ってください」

## 究極の次元に触れる

あなたの子である私たちには生まれつき仏性《ぶっしょう》があり、責任感を抱きつつ、目覚め、幸福に生きる能力があります。あなたの子は非常に優れた望遠鏡を作り、肉眼では判別できないさまざまな種類の光をとらえられるようになりました。赤外線、紫外線、エックス線、ガンマ線などです。人間は地上から何千キロも上空、大気の不透明な皮膜の外に浮かんだ宇宙観測衛星にその望遠鏡を搭載しました。

そうして、驚くべき宇宙の姿をすみずみまで観察することができるようになりました。私たちのところにその光が届くまで何百万年もかかるような、遠方の銀河や星たちも観察しました。愛する母よ。それによって私たちは、あなたの美しさと私たち自身の不可思議を愛でるようになったのです。

私たちの意識の本質は、あなたや宇宙の意識と同じです。望遠鏡でのぞく輝ける優雅な宇宙、まさにその意識以外の何ものでもありません。マインドフルネスと集中によって深く見つめる実践をするあなたの子どもなら、みんなこの「すばらしい観察による知恵」[†]を育てることができるでしょう。

　愛する母よ。リアリティの究極の次元は、私たちの本質である不生不死、不去不来です。そこに触れることができれば、恐れも心配もない安らぎと祝福が体験できます。

　私たちは、リアリティの究極の次元が、歴史的次元と別にあるわけではないと知っています。一枚の葉、一輪の花、一個の小石、一筋の光、山、川、鳥、そして私たちの体といった歴史的次元に深く触れるとき、究極の次元にも触れているのです。究極の次元は個性・非個性、物質・精神、意識の主体と対象などでは説明不可能なものです。それはつねに光を放ち、それ自身を照らしているとしか言えません。

　究極の次元に触れたとき私たちは、まるで鳥が青空をのびのびと飛ぶように、鹿が緑の野原を駆けまわるように、幸せと心地よさを感じます。たしかなのは、究極の次元とは外に見つかるものではなく、この瞬間私たちの自身に見いだせるものだということです。マインドフルネスの実践によって、相互依存、相互存在、空の本質に触れれば、私たちは今ここで究極の次元に触れることができるのです。

## 本書の使い方

それぞれの瞑想は、ブッダとの短い対話形式になっています。この瞑想はだれにとっても役立ちますし、どこかしら自分の経験に響く部分が見つかることでしょう。

　大地に触れる瞑想は、ひとりでもだれかと一緒でも実践することができます。だれかと一緒に行う場合には、ひとりが文章を朗読し、ほかの参加者がそれを聴きます。全員が交代で読む役を引き受けるといいでしょう。

　各項目の誘導瞑想（朗読に従って行う瞑想）の文章を終わりまで聴いたら（読んだら）、うつ伏せになるか、ヨガの「子どものポーズ（正座して深く上体を折り曲げ、額と前腕を床につける）」で大地に触れます。そうした姿勢がとれない場合は、合掌し軽くおじぎするだけでもけっこうです。

　沈黙のうちに大地に触れ、一回触れるごとに、その体勢で三回、またはそれ以上呼吸します。仲間とともに実践するときには、「私」「自分」という箇所を、「私たち」「私たち自身」と場合によって言い換えることもできます。

　本書中の瞑想はどれも、僧、尼僧、一般の男女という四つのグループ（四衆《ししゅ》*）の中で起こる問題に真正面から取り組めるよう書かれています。自分自身やまわりの人びとと安らぎ調和して生きるという目覚めた人生を心の底から求める気持ち、体と心に刻まれた傷を癒すと同時に社会に貢献しようとする願いは、私たちみながもっています。

　本書には、僧と尼僧向きの瞑想、または一般の人たちに向けられた瞑想があります。なかには、みなさんのそのときの状況に直接かかわりがないと思える箇所もあるかもしれません。しかし深く見つめれば、どの言葉にも自分とのつながりが見いだせるはずです。

　ひとりで、または仲間とともに本当の瞑想を実践することによって、私たちがたずさえてきた分離や不安感は、徐々に癒されていくでしょう。このうちのいくつかを実践してから数日置いて、その場に加わっていた仲間と語り合う機会をもち、自分の経験や洞察を分かち合うといいかもしれません。

　実践が楽しめるなら、規則的に毎日行うことをお勧めします。日替わりで違った瞑想を選ぶのもいいでしょう。

　大地に触れ、新たに出直す実践を行うと、心に喜びが湧いてくるのが感じられます。さまざまな問題は変容をとげ、身も心も軽くなるでしょう。大地はいつも私たちとともにあります。それに触れるだけで、私たちの心は安らぐのです。

### 大地に触れる：誘導瞑想の進め方

　誘導の言葉は、楽な姿勢で立つか座るかして、合掌しながら聴いてください。または床に横たわっていてもけっこうです。読み上げが終わったら、鐘を招いて*ひざまずき、大地に触れます。

　本書の瞑想は、順番通りに行う必要はありません。たとえば、はじめて実践される方は、第七番目の「今この瞬間を生きる」瞑想をまず行ってから、そのほかの部分を読み、自分にぴったりくる瞑想を見つけてみてください。

# 大地に触れる瞑想

# 世尊であるブッダを心に描く

No. 01

わが師ブッダよ。大地に触れながらあなたと深くつながります。若いころカピラ城*に住んでいたブッダを思い浮かべます。その後あなたは、けわしい山々の峰で苦行を重ねました。また、菩提樹のもとでゆるがぬ三昧《さんまい》*（深い集中）を実践されました。霊鷲山《りょうじゅせん》や祇園《ぎおん》の森*で、高潔な導師として弟子たちを導いたあなたが目に浮かびます。また遊行僧《ゆぎょうそう》として、ガンジス河の谷間に散在する小さな王国をめぐり、そのマインドフルな足跡を残したことも見えてきます。

わが師ブッダよ。あなたは身心ともに強靭で、健やかさをたもち、現代医学の助けのない時代にもかかわらず長寿をまっとうされました。わが師であるあなたが八十になり、涅槃に入る前、沙羅双樹《さらそうじゅ》のあいだに獅子が寝そべる姿勢で横たわる姿が見えます。

私は、この世に釈迦牟尼仏陀《しゃかむにぶっだ》*というすばらしい導き手を送り出したふたり、スッドダーナ王とマーヤ女王の前に、大地に触れます。

＊　＊　＊

釈迦牟尼仏陀よ。体、言葉、心をひとつに合わせ、私はこの地上にあらわれたわが祖師であるあなたに、心からの感謝を込めて大地に触れます。

――鐘を招いて、大地に触れる

わが師ブッダよ。私はあなたの父スッドダーナ王、あなたの母マーヤ女王に、感謝を込めて大地に触れます。

――鐘を招いて、大地に触れる

# ブッダとはじめてのサンガ

No. 02

わが師ブッダよ。あなたが僧、尼僧、在家の男女からなるサンガ*に囲まれて座っている様子が浮かびます。私の気持ちは、僧と尼僧からなるサンガに接するたび、あなたに対する畏敬と信頼、尊敬、称賛の念を深くしたプラセーナジット王*と同じです。サンガの中にあなたがいるのが見えます。あなたの智慧と慈悲は、数え切れないほど多くの人に受け継がれました。

わが師ブッダよ。僧、尼僧、一般の修行者、あなたの弟子ならばだれでも、何らかのかたちであなたの継続です。弟子たちもブッダなのです。あなたが説いた実践の仕方の中にもあなた自身が見えます。知性をもって用いれば、必ず変容と癒しが起こる実践法です。

わが師ブッダよ。私は、人や文章、詩、建築、音楽、そのほかの芸術や文化としてあらわれた智慧と慈悲のエネルギーの中に、あなたを認めます。そして私自身の中にも、目覚めと愛という姿で種としてのブッダがいるのがわかります。だからこそ私は、理解と慈悲の実践ができるのです。

＊　＊　＊

わが師ブッダよ。体、言葉、心をひとつに合わせ、私は、私自身に、サンガの中に、ブッダの説いたダルマ*の実践の中に、そして、私の心の旅路のために作られたすばらしい機会の中に、それらすべての中に存在する目覚めた人につながれるよう、大地に触れます。

――鐘を招いて、大地に触れる

体、言葉、心を感謝のうちにひとつに合わせ、わが祖師ブッダの完全な悟りを予言した燃燈仏《ねんとうぶつ》*の前に、大地に触れます。

――鐘を招いて、大地に触れる

# No. 03

# うわべだけの装いを捨てる

わが師ブッダよ。私は中身のない、見た目だけをつくろうような実践ばかりしてきたことを恥じています。線香に火をつけ、大地に触れ、座る瞑想や歩く瞑想を実践し、経典を読むときでさえ、心を過去や未来にさまよわせ、今という瞬間に無意味な思考にふけっていました。実践に打ち込まず、多くの貴重な機会を取り逃がしました。

マインドフルに歩み、マインドフルに呼吸するとき、マインドフルネスのエネルギーと正しい集中を生み出すことができます。マインドフルネスと正しい集中があればいつでも、目覚めと理解のエネルギーがやって来ます。

私は幸いなことに、実践の導きを得ることができました。しかし、何も知らない初心者と同じ状態に陥ることもよくありました。気づきをもたずに無意識に歩み、立ち、話し、ほほえむこともありました。

わが師ブッダよ。私は実践を重ね、日常の中のいかなる瞬間にもマインドフルネスと正しい集中を育てていくことを約束します。マインドフルネスと集中を生み出すことは、私自身の身心を癒し変えるばかりでなく、ひとつのサンガに属するたくさんの仲間を支え、サンガ全体の実践の質を向上させるのです。

＊　＊　＊

わが師ブッダよ。体、言葉、心をひとつに合わせ、私は、あなたに感謝しつつ大地に触れます。あなたは見事に彼岸に渡り、生きる道を示して、私がした約束を思い出させてくれました。

――鐘を招いて、大地に触れる

体、言葉、心を完全にひとつに合わせ、私は、毘婆戸仏《びばしぶつ》＊に感謝しつつ大地に触れます。

――鐘を招いて、大地に触れる

# 本当の幸福

No. 04

わが師ブッダよ。心の道を歩むという第二の人生を与え、日々私を養い続ける、あなたとあなたのサンガが私の師です。私はあなたの弟子、弟または妹であり、息子であり娘です。私は、あなたの継続にふさわしい者でありたいと願っています。あなたは、名声、富、性的快楽、権力、贅沢な食べ物や財産などの中に幸福を求めませんでした。大いなる解放、愛、理解が、あなたの幸せの源だったのです。

大いなる理解をもったあなたは、自分の心にもまわりのものにも惑わされることなく、誤った思いにとらわれることもありませんでした。自分や人に苦しみをもたらすようなことを考え、言い、行うことはありませんでした。

わが師ブッダよ。その大いなる理解によってあなたは、すべてのものに無限の愛を向けます。その愛は、無数の存在に慰めと、解放、安らぎ、喜びを与えました。大いなる理解と慈悲は、あなた自身を解放し幸福にしました。

私は、あなたの歩んだ道にならいたいと強く願っています。私は、五感を喜ばせることに幸せを求めません。名声、富、性的快楽、権力、贅沢な食べ物や物質的な対象などが本当の幸福の源だとは、けっして考えません。そうした欲の対象の追求は、大きな苦しみを招き、私をそれらの奴隷にします。地位、資格、金銭、性欲などを追い求めないことを誓います。理解、愛、自由を生み出すために日々実践することを誓います。これらの要素こそが、今もこれからのちも、私やサンガに本当の幸福をもたらす力をもっているのです。

＊　＊　＊

体、言葉、心を完全にひとつに合わせ、自分のこの深い願いを確認しゆるぎないものにするために、大地に三回触れます。

——鐘を招いて、大地に触れる

# 無常と相互存在*

No. 05

わが師ブッダよ。私の考え方の過ちに対して、あなたに心から許しを請います。本来すべてが無常であると知り、そのことを言葉巧みに説くことさえあった私自身が、すべてが不変で自分とほかの存在とが離れているかのようにふるまう習慣を捨てられませんでした。

私は、この体がつねに変化し続けていると気づいています。その一つひとつの細胞はやがて死に、新しい細胞と置き換わります。それでも、私は昨日とまったく変わらない私なのだと考えてしまいがちです。

私の五つの流れ（五蘊《ごうん》）――体（物質）、感覚・感情、知覚、心の形成、意識は、変化し続けながら流れる五本の川のようなものです。たしかに人は、同じ川の水に二度と身を浸すことはできません。怒りや喜びなどの感情は、生まれ、しばらくとどまり、しまいには消えてほかの感情に置き換わります。それでも私は、感情や知覚、心の形成物や意識などを変わらないものと思い込んでしまうのです。

他者や生物とのかかわりを失い、不変で分離した自分という考えが、自分と人に苦しみをもたらすことはわかっています。それでも、「分離した自分」という考えに縛られる隠れた心の癖が、意識の一番奥底に存在しています。

これから先は、自分自身に触れるとき、まわりの人びとや出来事に触れるときには、相互存在と無常への気づきの光をともすことを、ブッダに誓います。

すべてのもの、すべての人間はつながり合い必ず変わっていくという知識だけでは、私がほかと分離しているという心の癖を変えることはできません。作り上げられたあらゆるものは変わる定めにあり、私が空間と時間を超えてすべての存在とつながっているという気づきを育てるためには、相互存在と無常に対する三昧を持続する実践をたゆみなくしなければなりません。

〈無常についての偈《げ》〉*（黄昏無常偈《こうこんむじょうげ》）

今日という日が終わり
またいのちが短くなった
よくよく見つめてみる
今日行ったことを

聖なるサンガよ
精魂を傾けて勤めよう
この実践に打ち込もう
深い生き方を通して
苦しみから解放され
無常に気づいているよう
人生が無意味に過ぎ去って
行くことがないように

＊　＊　＊

わが師ブッダよ。感謝を込めて私は大地に三回触れ、あなたと結んだこの誓いを深く見つめ、ゆるぎないものにします。

——鐘を招いて、大地に触れる

# No. 06

# すべてはあらわれ

わが師ブッダよ。この世の多くの人びとは、存在と非存在、永続と消滅などの考えにとらわれているとあなたは教えました。私は、死なない自分という考えは誤りであると理解し、深く見つめる実践によって、消え去るという考えもまた誤りであることを知ろうとしています。永続も消滅も、どちらも両極です。この両極のどちらかにとらわれるから苦しむのだと、あなたは説きました。

私は努めて、日々の瞑想の中にはっきりと見抜く実践を含めます。私の中の五つの流れ（五蘊《ごうん》）とまわりのすべては永続せず、同時に消滅もしないと知ります。無常をはっきりと理解し、どんな存在もほかから分離してそれだけで存在することはありえないことを理解します。すべてはすばらしい「あらわれ」であり、現実の中で単独では存在せず、本質的に分離していません。あれがあらわれるからこれがあらわれ、これがあらわれるからあれがあらわれます。あれの中にこれが存在し、これの中にあれが存在するのです。

わが師ブッダよ。私はあなたの言葉に耳を傾け、無常、相互依存、空《くう》、相互存在を深く見つめて、すべては生まれることも死ぬこともなく、来ることも去ることもなく、存在でも非存在でもなく、永続も消滅もしないことを深く認識します。

わが師ブッダよ。あなたは、誕生を超える扉を開いてくれました。あとはあなたに従ってその扉をくぐるだけです。瞑想を実践する者の一番大きな目標は、生も死もないという本質に目覚め、輪廻（サムサーラ）の繰り返しから抜け出し、大いなる自由をつかむことです。あなたは、深い慈悲でこの真理を説きました。しかし私は、社会の中で実績を求め、称賛の言葉や、富や、地位を追いかけながら、たくさんの貴重な時間を無駄にしてきました。今の私は、それを良い方向に変えていくことができます。

＊　＊　＊

わが師ブッダよ。体、言葉、心を完全にひとつに合わせ、私は、まぎれもなく完全に目覚めた存在であるあなたの前に大地に触れます。そして、私の未熟で誤った考え方の癖に対する懺悔をあらわします。

# 今この瞬間を生きる

# No.07

わが師ブッダよ。私の心には、マインドフルネスを忘れるという根強い癖があります。私は、いつも過去への思いにとらわれて、悲しみと後悔に溺れてしまいます。それによって、今ここでしか得られない人生のすばらしい物事に触れる多くのチャンスを逃してきました。世の中には、過去という牢獄にとらわれている人がたくさんいます。私たちは、自分が失ったものを嘆き悔やんで過ごしています。そうすることで、今という瞬間の中で自分を養い変容させ、新鮮で、美しく、すばらしい物事に触れる機会を逃してきました。青い空、白い雲、緑の柳、黄色い花、松の木に吹く風の音、小川のせせらぎの音、鳥のさえずり、早朝の光の中の子どもたちの笑い声などに触れられなくなります。それは、私たち自身の中にあるすばらしさに触れられないということなのです。

私は今、この両目が尊い宝石であることがわからなくなっています。目を開けば、幾千もの色とかたちであらわれた世界に触れることができます。私は、この両耳がすばらしい感覚器官であることを知りません。耳を使って注意深く聴けば、松の枝を抜ける風のやさしいささやきや、小鳥のさえずり、早朝の海辺で魅惑的な音楽を奏でる満ち潮のざわめきなどが聞こえてくるはずです。

感じ、考え、眺める能力だけでなく、心臓、肺、脳もいのちの不思議です。手にもつコップの澄んだ水、輝くオレンジジュースもそうです。それでもなお、いのちがあらわれてくるこの瞬間に触れられないことがよくあります。今ここに立ち返るマインドフルな呼吸や歩みの実践を怠っているからです。

わが師ブッダよ。私をどうか見守ってください。あなたが授けてくれた教えを実現できるよう実践を重ねることを誓います。浄土は、あてのないずっと先の約束などではありません。浄土は今ここで手に入る、無制限にすばらしいものです。青々とした草に縁《ふち》どられた赤土の道は浄土です。金や紫色の小さな花々もまた浄土です。きらめく小石が敷き詰められた泡立つ流れも浄土です。香しい蓮の花や菊の花束ばかりではなく、蓮の根を育てる泥も、菊を養う肥料もまた浄土なのです。

一見、生と死が存在するようでも、その浄土を深く見つめれば生と死は相互存在しています。ひとつはもうひとつがなければ成り立ちません。さらによく見つめると、生も死もなく、「あらわれ」があるばかりです。ブッダの浄土に入るために、肉体が滅ぶまで待つ必要はありません。見つめ、歩み、呼吸するときに工夫すれば、マインドフルネスと集中のエネルギーを生み出すことができ、私は浄土に入り、今ここに見いだせるあらゆるいのちの奇跡を経験することができるのです。

＊　＊　＊

わが師ブッダよ。私は大地に二回触れ、今ここに存在するあなたと浄土に深く触れます。

——鐘を招いて、大地に触れる

# 愛と理解を育てる

No. 08

わが師ブッダよ。あなたは、過去を悔やむことなく、未来への不安や恐れに飲み込まれないようにと説きました。身のまわりには、心配や恐れにとらわれた人たちがたくさんいます。こうした不安によって、今という瞬間に安らぎ、深く生きることができなくなっています。私たちには、もちろん先のことを考える能力があるのですが、それによって心配に飲み込まれる必要はないはずです。

実際に、未来は今からできています。今に深く存在し、ここに起こっている物事に理解と、愛と、安らぎ、調和、解放をもたらすような考え方、話し方、行動のみを選ぶなら、輝く未来への基礎を築くためのすべての準備はすでに整ったことになります。

世界の明日の方向性や、私の子孫たちが幸福で自由に生きられるかどうかは、私の今この瞬間の生き方にかかっています。子孫の未来が確実に幸福で平和になるために、私はシンプルな生き方をし、理解と愛の心を育み、まわりのすべての人びとと、精神的な家族の真の兄弟姉妹として調和のうちに暮らす実践をします。

もしもこのまま権力、名声、富、権威などを追い求め続ければ、安らぎと解放を生きる間もなくなってしまいます。そして、私たちの地球という星の資源を無駄に取り続けて環境を破壊し、世界に争いと憎しみをもたらすことになるでしょう。それは、私自身や、環境や、未来の世代にとって、希望のある道筋ではありません。

わが師ブッダよ。私の人生を通して、どんなときでもつねに自分とまわりへのはっきりとした気づきを養い、この世の中にいながら、あなたと同じく目覚めたもののの見方と行動を続けることができますように。これはもっとも高貴な生き方です。

＊　＊　＊

わが師ブッダよ。体、言葉、心を完全にひとつに合わせ、私は、目覚めた理解と行動を完全に達成したあなたの前に、大地に触れます。

——鐘を招いて、大地に触れる

# No. 09

# マインドフルネスを育てる

わが師ブッダよ。ただ今ここに戻りなさいというあなたの教えを知ってはいても、必ずしも私は、今ここにゆるぎなく解き放たれていられるわけではありません。目の前の出来事に心を奪われ、自分を見失うこともあるでしょう。私がほかに心を引かれ、安定と自由とを失っても、マインドフルネスがそれを気づかせてくれます。私はときには、今ここに起こっていることから逃げ出したり、それにしがみついたりします。どちらの場合も、自分を見失っています。

マインドフルネスの実践によって、私は執着も嫌悪ももたずに、今起こっている事実を認めることができます。自分の中とまわりに起こっていることを、ありのままに認識する実践ができるのです。それによって、私の心には安定と自由がたもたれます。

わが師ブッダよ。あなたは、安定と自由こそ涅槃の基本的な要素だと説きました。私は毎日、ありのままを認識する瞑想とマインドフルネスをたゆまず実践していきます。私は、手を洗っていることに気づきながら、手を洗います。私は、茶碗をもっていることに気づきながら、茶碗をもちます。イライラという思いのかたちがあらわれたときには、イライラがあらわれたことに気づきます。執着という思いのかたちがあらわれたときには、執着があらわれたことに気づきます。私は、未来に対する心配や、人に対する優越感・劣等感や同等意識†などをもたずに、今ここに起こるあらゆることを認めてほほえみます。

＊　＊　＊

わが師世尊よ。私は、あなたの前に、迦葉仏《かしょうぶつ》＊の前に、弥勒菩薩《みろくぼさつ》＊の前に、大地に触れます。

——鐘を招いて、大地に触れる

# No. 10

# 過去の苦しみを癒す

わが師ブッダよ。過去は私の体と心に傷を残しました。身心を今この瞬間に確立することは、過去に触れることにもなります。私がかつて犯した過ちや苦しみは、いまだに心に傷痕を残しています。私はその苦しみを認め、ほほえみます。これからは、以前より適切にふるまうようにします。今までのように拙い考え方、話し方、行動は繰り返しません。

わが師ブッダよ。あなたは、思考は心から生まれ、心によって変えることができると説きました。いったん過去の過ちによって刻まれた苦しみのしるしに気づくことができれば、その過ちを繰り返さないと誓い、心の傷を癒していくことができます。

〈悔い改めるための偈《げ》〉

すべての過ちは心から生まれる
心が浄くなれば、過ちの一片でも残ることがあろうか？

悔い改めたのちの心は軽い
いにしえの森の上を悠々と流れていた白い雲のように

＊　＊　＊

わが師ブッダよ。人びとが深く尊敬し重んじる目覚めた人であるあなたの前に、そして観音菩薩の前に、私は大地に触れます。

――鐘を招いて、大地に触れる

No. 11

# 先祖や子孫を養い育む

わが師ブッダよ。あなたは華厳経《けごん》の中で、ひとつはすべてを含み、今は過去と未来をも含むと説いています。今を深く見つめれば、私たちは未来に触れることができます。来るべき世代はすでに私の中に存在するので、私はすべての子孫に触れることができるのです。私には、今ここにいる自分を大切にすることは、子孫も大切にすることだとわかっています。自分自身に真の愛と思いやりを向ければ、彼らにも真の愛と思いやりを抱くことになるのです。自分に与えるものは、彼らにも与えています。

毎日何回でも自分に与えられるもののひとつに、ゆるぎなく、安らいで自由な、マインドフルな歩みがあります。その一歩一歩が、私自身、内なる先祖、私の中にいて生まれるときを待っているあらゆる世代の子孫を育みます。

私へのもうひとつの贈り物は、安らぎと解放を運んでくれる一息一息のマインドフルな呼吸です。この贈り物は、今この瞬間に、私自身や、私の先祖と子孫に喜びといのちを与えます。私が食べるときには、先祖と子孫の体と心にも栄養をあげています。座る瞑想の実践では、先祖と子孫にも精神的な栄養をあげています。こうして実践のあらゆる瞬間を通して先祖と子孫を養うこと、それが私の深い望みです。マインドフルな一つひとつの歩み、呼吸、ほほえみ、まなざしは、本当の愛の具体的表現です。

口から取り込む食物、感覚から生まれる感情という食物、意思という食物、意識という食物、そのどれによっても、私は自分に毒を含んだ食物を与えたくはありません。[*] 食べ物、飲み物、書籍、雑誌、映画、音楽、または会話など何であっても、私は毒をもった製品を摂取しません。私は、貪り、憎しみ、暴力、絶望などの毒をもった製品を、先祖や子孫に与えたくありません。いのちを育み、浄化し、変容させる、健やかな食物だけを選んで与えたいのです。

マインドフルな消費の実践こそ、私自身と先祖や子孫を守るためにもっとも役立つ方法です。マインドフルに消費すること、それは私と、先祖と、子孫に対する深い尊敬と愛の表現なのです。

私の内と外に存在する子孫に手渡したいと思う唯一のものは、日々の実践の果実である理解と愛のエネルギーです。人びとに手渡したいと思う唯一のものは、正しい見方、正しい考え、正しい話し方から生まれる言葉や行為です。
私は今この瞬間を、子孫が明るい未来を確実に受け取れるように生きます。子孫たちが今、私の中に生きているなら、未来の子孫の中に私も生きているでしょう。

＊　＊　＊

わが師ブッダよ。私は、完全に目覚めたあなたの前に、大いなる理解の存在である文殊《もんじゅ》菩薩*、大いなる行動の存在である普賢《ふげん》菩薩*の前に、大地に触れます。

——鐘を招いて、大地に触れる

# No. 12 深く生きる

わが師ブッダよ。私の内にある無常についての目覚めた理解を育てることによって、私は、あなたが毎日瞑想するよう説いた「五つの確認*」をはっきりと理解しました。

・私は必ず歳をとる。老いからは逃れられない。
・私はきっと病気になる。病気になることからは逃れられない。
・私はやがて死ぬ。死からは逃れられない。
・私が今大切に守っているものがあっても、いつかはそのすべてと別れなければならない。
・私が引き継いでいけるのは、体、言葉、心*による行為の結果だけだ。行為は、私の存在の基盤だから。

無常への気づきを育てれば、一日一日を大切にすることができます。世尊よ、あなたは解放と目覚めの道を歩むために、自分の時間と健康と若さをどう使ったらいいか知っていました。私は、権力、地位、名声や利益を追い求めずに、あなたの生き方にならいます。自分の時間をもう無駄にしたくないのです。今ある時間とエネルギーを、私の苦しみの変容の実践のために費やし、理解と愛を作り出していきます。わが師ブッダよ。私はあなたの子孫であり継承者として、あなたの理解と愛の道のりが未来のあらゆる世代の瞑想の実践者たちの中に生き続けるように、実践していくことを誓います。

無常の気づきを育てれば、両親、先生、友人たち、瞑想の仲間たちなど、愛する人たちの存在がいかに大事であるかが見えてきます。彼らは、私自身と同じく大切な人たちです。マインドフルネスを忘れてしまうと、大切な彼らが永遠にそばにいてくれるはず、でなければ私が生きているうちは離れないだろうと考えます。

彼らは歳をとらず、病気にもならず、私から離れることはけっしてないと信じ込むのです。彼らの存在そのものが大切だと思わず、一緒にいても喜びと幸福を感じられません。そして、冷たい態度で話し、接します。それどころか、相手にいらだったときなど、愛する人に対して離れていてほしいのにと密かに思うこともあります。私は今まで愛する人たちを苦しめてきました。悲しませ、怒らせてきました。相手をどうすれば大切にできるか、わからなかったのです。ときに私は、そうして気遣いのない冷たく感謝を欠いた態度で、父や母、兄弟、姉妹、先生、サンガの仲間たち、夫や妻に接してきたのかもしれません。

わが師ブッダよ。私はこうしたすべての過ちを心から悔いています。これから私は、大切な人たちに、今までとは違う言葉をかけていきます。「お父さん、あなたは私の中でいつまでも生きています。だから私は幸せです」「お母さん、この人生で出会えて本当に幸福です」「お兄さん（弟、姉、妹）、あなたの存在は、いつもたしかに私とともにあります。この人生で会えてとてもうれしいです」「お兄さん（弟、姉、妹）、あなたのおかげで私は元気になり、人生に輝きが生まれます」

こうしてまずもっとも近い愛する人たち、次にすべての人に向けて、愛のこもった言葉を使う実践を行います。

＊　＊　＊

わが師ブッダよ。神々と人類すべての師よ。見守ってください。

——鐘を招いて、大地に触れる

親を敬う心の象徴、尊師摩訶目犍連《まかもつけんれん》＊よ。見守ってください。

——鐘を招いて、大地に触れる

深い理解の心を隠した謙遜な尊師羅睺羅《らごら》*よ。見守ってください。

——鐘を招いて、大地に触れる

No. 13

# 感覚と感情を認識する

わが師ブッダよ。マインドフルな呼吸と歩みのおかげで、私は身のまわりの出来事に気づくことができます。心にさまざまな思いが生まれるたびに、それらに気づくこともできます。子どものころから現在まで続く私自身の心の傷とともに、先祖や両親の傷も、私の意識の奥深くに残っています。ときには、悲しみとつながった痛みが意識に浮かび上がってきます。それを認め、抱きしめ、静めるための取り組みを知らなければ、言葉や行動によって、家族や仲間のあいだに分裂や対立を作り出してしまいます。私がまわりに分裂を起こすと、私の心も引き裂かれます。

わが師ブッダよ。私はあなたの教えを心に刻み、マインドフルな呼吸と歩みを実践して、毎日の生活により良いエネルギーを生み出します。そのエネルギーがあれば、心の苦しみを認め、静めることができるでしょう。感覚や感情が生まれたときに抑圧すると、状況はさらに悪化することは確実です。

わが師ブッダよ。あなたの教えのおかげで、私にはこれらの感覚や感情のほとんどが、狭いものの見方や不完全な理解から生まれたのだとわかります。私の自分や人に対する見方は歪んでいます。私は幸福や苦しみに対する自分の考えにしがみつき、その考えが原因で、すでに自分自身をひどく苦しませています。

たとえば、幸福や苦しみは自分の心ではなく、外側の条件によって決まるという考えです。私の見方、聴き方、理解の仕方、判断は、自分を苦しめ愛する人たちを苦しめてきました。こうした考えを手放せれば、身心ともに私は幸福に満たされ、安らぐことでしょう。狭い考えや歪んだものの見方を手放すと、私の苦しみに満ちた感覚や感情が生まれる根拠は消え去ります。

わが師ブッダよ。私の中にはまだたくさんの誤った見方があり、物事をありのままに見ることを妨げています。これからは、深く見つめる実践を行い、私の苦しみの多くが自分の考えやものの見方から生まれてくることを理解します。また、自分の苦しみを他人のせいにせず、自分に立ち返って、ものの見方の誤りと理解の浅さからくる苦しみの源を確かめます。私は深く見つめる実践を行い、歪んだ見方を手放し、人びとが苦しみを乗り越えていけるよう、彼らが歪んだ見方を手放すためにも力をかします。

＊　＊　＊

大いなる理解をつかさどる、文殊《もんじゅ》菩薩を讃えます。

――鐘を招いて、大地に触れる

大いなる理解を備えた長老、舎利弗《しゃりほつ》尊者*を讃えます。

――鐘を招いて、大地に触れる

ブッダの教えを書き留めた長老、阿難《あなん》尊者*を讃えます。

――鐘を招いて、大地に触れる

No. 14

# コミュニケーションを取り戻す

わが師ブッダよ。自分という本来の家に戻り、もののとらえ方に関する苦しみの原因をたしかめることができた私は、苦しみを神やほかの人間のせいにはしません。今私は、人の苦しみにも耳を傾けられるようになり、苦しみの原因はものの見方次第なのだと人びとが理解する手助けもできます。慈悲をもって深く聴く実践を用いて、人を理解し愛する能力を磨いていきます。私は、何ごとも人のせいにはしません。相手を理解すれば、受け入れることができ、愛することもできるようになります。

そうすれば、私と同じように、だれの苦しみもまた自分の視点や理解や考え方、もののとらえ方によって決まるのだと、愛情を込めた言い方で相手が理解できるように伝えられるでしょう。そのことがわかれば、彼らもまた人を責めたり恨んだりすることはなくなります。以前とは逆に、歪んだ見方を手放せば幸せになり自由になることを理解してもらえるでしょう。

わが師ブッダよ。私は今までに、深く聴き心を込めて話す実践によって、心の中の結び目を解くことができた人にたくさん出会ってきました。彼らは誤ったとらえ方を手放し、コミュニケーションを取り戻して、再び幸福を見いだすことに成功したのです。

わが師ブッダよ。私は大地に三回触れ、これからは人のせいにして責めるのではなく、コミュニケーションを取り戻すために、真剣に心を込めて話し、深く聴く実践をするという強い誓いを立てます。

* * *

倶《ぐ》那《な》含《ごん》牟《む》尼《に》仏《ぶつ》*を讃えます。

――鐘を招いて、大地に触れる

深く耳を傾ける、観音菩薩を讃えます。

――鐘を招いて、大地に触れる

# 親を敬う心の象徴、尊師摩《ま》訶《か》目《もっ》犍《けん》連《れん》を讃えます。

——鐘を招いて、大地に触れる

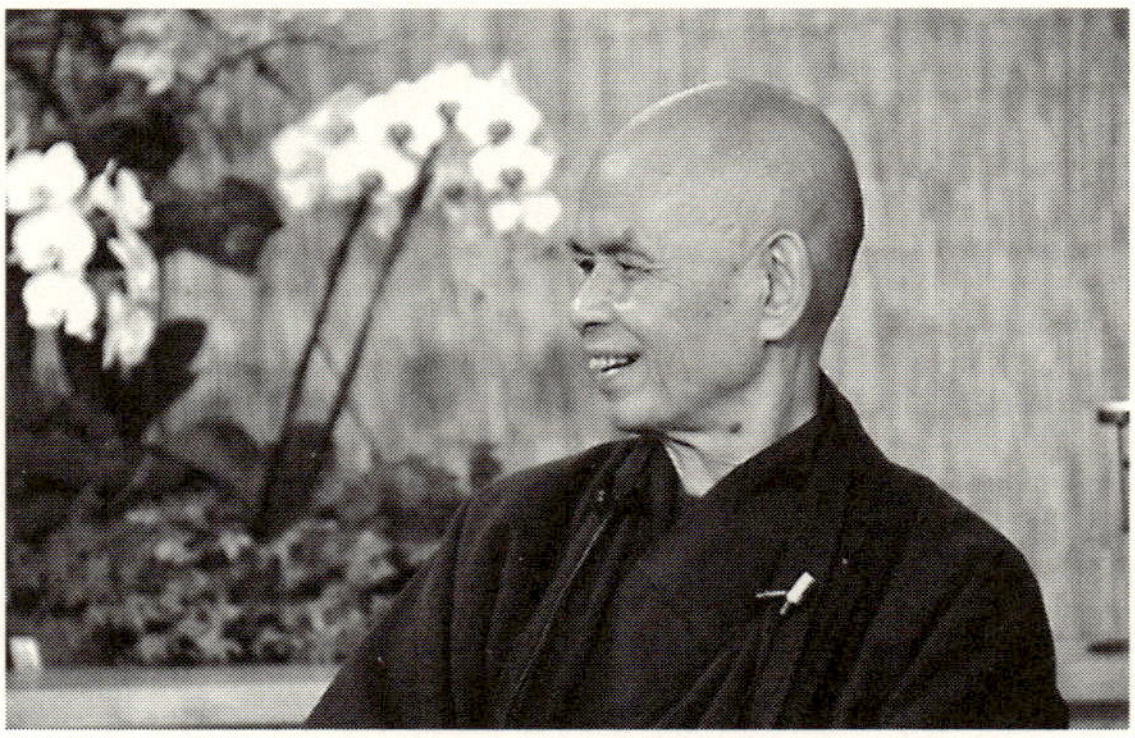

# No. 15

# 解き放たれて歩む†

わが師ブッダよ。かつて私は、まるでだれかに追われているような歩き方をしていました。一刻も早く着きたくて、歩いていても心が安定せず自由ではありませんでした。歩く瞑想は私を大きく変えました。しかし私にはその実践がまだ身に着いていないので、一歩一歩すべてがマインドフルであるとは言えません。

身のまわりには、喜びと安らぎのうちに今ここを生きることができない人がたくさんいます。彼らには、歩く瞑想を実践する機会がありませんでした。

わが師ブッダよ。あなたは、生きることができるのは今この瞬間だけと、私たちに伝えてくれました。私は自分の歩みの一歩一歩が、私を今この瞬間に連れ戻し、安定と自由のエネルギーで満たしてくれることを望んでいます。私は、この一歩ずつの歩みのすべてを通して、人生といのちの不思議に深く触れていきます。私はたしかめます、今ここに生きていることを。そして健やかなふたつの足をもち、惑星地球の上を解放された人として歩める奇跡を。†

わが師ブッダよ。そのむかしあなたは、どこまでも自由な人として歩み、愛と理解の教えを述べ伝えました。あなたの行くところどこでも、安らぎと喜びと解放の足跡が残りました。あなたが歩んだ場所は、ことごとく聖地となりました。

わが師ブッダよ。私もあなたの両足を借りて、五つの大陸のすみずみまで平和と幸福の歩みをしるしたいのです。今の時代、ブッダのサンガはアジアの一地域にとどまらず、ヨーロッパ、アフリカ、南北アメリカ、オセアニアまで、ほとんどすべての国に存在します。私は、この地球全体が聖地になるように、地球のいたるところに住むサンガの仲間たちとともに歩く実践をします。

わが師ブッダよ。かつてあなたはこの地球を「ブッダの国（仏国土）」と認めました。私はあなたの歩みをさらに進め、マインドフルな生き方と、愛と理解の教えと実践を携え、すべての大陸の仲間に伝えようと思います。

わが師ブッダよ。私たちはともに、サンガとしてこの尊い地球への愛、尊敬、思いやりをあらわすために、どこへ行こうともマインドフルな歩みに努めます。

マインドフルに、安らぎと喜びに満ちて歩めば、たちどころに浄土があらわれます。

神の国もすぐに可能になるのです。木の葉の芽吹き、小石、せせらぎ、リスたち、鳥のさえずり、そよ風、月、真夜中の星のまたたき、そうしたすべてのいのちの奇跡には、今この瞬間に触れることができます。

しかし私の心はいつも、歩きながらさまざまな方向へとさらわれ、いのちのすばらしい姿にとどまることができません。ひとしずくの露、草の葉、太陽の光、雲、稲妻のひらめき——何でも深く見つめれば、いのちのすばらしさと無縁な現象などないことがわかります。

かつての私は、わずかな生きがいさえもてずにさ迷い歩く幽霊のようでした。未来の幸福の幻を追いかけ、今というときを見向きもしなかったのです。けれど「今ここを幸福に生きる」あなたの教えのおかげで、心の目が開きはじめました。マインドフルな呼吸と歩みが今ここに私を連れ戻し、その瞬間に、まさにここにあったブッダの浄土を経験することができます。

これからは、すべての一歩を通じて、今ここ、ここにあるいのち、本来の家に戻る実践をすることを誓います。どこを歩いていても、自分の呼吸と、足の裏と地面が触れるすばらしい感触に気づきます。

歩むときには沈黙を守ります。話す必要のあるときには、立ち止まり、自分の言葉に全神経を集中するか、相手の話によく耳を傾けます。話すこと、聴くことに区切りがついたら、再びマインドフルに歩みを続けます。一緒に歩む仲間がまだこの実践を知らなければ、立ち止まってその方法を相手にきちんと伝えます。歩むあいだは、一歩一歩すべてに意識を注ぎながら、真理の教えがもたらす幸福を育て、身心をよみがえらせることに努めます。

〈ほんとうの遺産〉†

宇宙は
貴い宝石に満ちている
今朝
両手にあふれるその宝石を
あなたに贈りたい

今この一瞬のあなたのいのちこそ宝石
いのちの輝きはかぎりなく広がり
そこに大地と空、水と雲が見える

あなたが静かに呼吸するだけで
奇跡は姿をあらわす

前ぶれもなく
鳥のさえずりが聞こえだす
松の木も歌っている

あなたには見える
花々が開きはじめ
空は青く澄み
白い雲が流れてゆくのが
愛する人のほほえみと
まばゆいばかりのその姿も

世界でいちばん豊かな人なのに
いのちをつなぐために物乞いをしてきたあなた
貧しい子でいるのはもうやめよう

戻ってきてほしい

あなたの遺産はここにある
自分の幸せを心ゆくまで楽しみ
世の人すべてにそれを分けてあげよう

今ここを慈しみ
苦しみの川の流れを見送り
そしてその両腕に
人生をしっかり抱きしめてほしい

わが師ブッダよ。私は歩いてどこへ向かうときにも、距離が近いか遠いかにかかわらず、マインドフルに歩むよう日常の生活を整えます。寝室から浴室まで、台所からトイレまで、階下から階上へ、玄関から駐車場までなど、どこを歩くときでもマインドフルネスを忘れません。森の中、川べり、空港や買い物の店先、どこにいても私は歩く瞑想の実践を行います。

私はどこへ行こうとも、安らぎと、解放、安定、平和、喜びのエネルギーを生み出し広げます。

わが師ブッダよ。マインドフルな歩みと集中があれば、私はあなたのサンガとひとつになれるでしょう。

大切なブッダよ。プラセーナジット王は、ブッダのサンガがマインドフルネスと、安定と、心の解放を携えてゆくのを見るとき、あなたへの信頼がたしかなものになったと言いました。私は、あなた自身のサンガにならって行動します。そうすれば、私を見かけただれもが、理解と愛の道に対して尊敬と信頼を抱くでしょう。

＊　＊　＊

わが師ブッダよ。あなたのエネルギー、大地を携える持地《じじ》菩薩＊のエネルギー、大地をたもつ地蔵菩薩のエネルギーを感じるために、私は大地に触れます。

——鐘を招いて、大地に触れる

# マインドフルな歩み

# *No. 16*

わが師ブッダよ。あなたに話しかけ気持ちを伝えるたびに、私の心は温かくなります。体の細胞の一つひとつにあなたの存在を感じ、私のどんなひとことも慈悲の心で受け止められているのがわかります。あなたは惑星地球の上を自由な人として歩みました。私もあなたのように地球の上を自由な者として歩みたいのです。

まわりには、走ることは得意でも、そうした自由な歩みを知らない人たちもいます。彼らは、今この瞬間には幸福が見つからないと思い込み、未来をめがけて走るのです。地上を歩いているときでも、心は雲の上に浮いています。その歩みは、行く先も知らない者のようです。私もまた、歩みながら心の安らぎと自由をなくしがちだと自覚しています。

わが師ブッダよ。あなたにならい、私はいつでも自由で目覚めた人として歩みます。どの一歩も大地をしっかりと踏みしめ、自分が夢ではなくまぎれもない現実の地面を歩いているのだと自覚します。そうして歩む私は、世界のあらゆるすばらしさと奇跡に触れているのです。私は、自由と平和のしるしを、大地に押すことができるように歩みます。こうした歩みには、地球だけでなく私自身の身心をも癒す力が宿っていることがわかります。

サンガの仲間と屋外を瞑想で歩むときには、サンガと歩む深い幸せを忘れません。そのとき、自分がたんなる一滴のしずくではなく、大きな河の一部であると、一歩踏みしめるごとに気づきます。私は、ていねいに呼吸し歩むことによって、マインドフルネスと集中のエネルギーを生み出し、サンガの集合的なマインドフルネスを助けます。

私は心と体を開き、サンガの集合的エネルギーが私に入り込み、守り、河のように穏やかに流れ、ありのままの世界と調和することができるようにします。心の痛みとともに身も心も委ねることで、サンガは私を包み癒すでしょう。こうして、サンガとともにマインドフルな歩みを実践しながら、身心が大きく変えられていくことで私は育まれていきます。

室内で瞑想するときには、息を吸いながら一歩進み息を吐きながら一歩進む、ゆっくりとした歩みによって、サンガのエネルギーに自分を開きます。私の一歩一歩が、自由と安定のエネルギーによって私自身とサンガを育てていくように、歩く瞑想を行います。

＊　＊　＊

釈迦牟尼仏陀よ。私は、あなたと、大地を支える持地《じじ》菩薩、そして常不軽《じょうふきょう》菩薩の前に大地に触れます。

——鐘を招いて、大地に触れる

# ブッダにならって座る

# No. 17

わが師ブッダよ。私はあなたと同じように、姿勢を正し、安定して力強く座れるよう心から願っています。私が学んだ座る瞑想の姿勢は、背筋を伸ばしてリラックスし、頭部を背骨の延長に置き、前のめりにならず、後ろよりにも倒れず、両肩の力を抜いて手は重ねて休ませるというものでした。この姿勢でしっかりと座りながら、リラックスします。

たしかに現代社会ではほとんどの人たちが忙しすぎて、心を解き放って静かに座れる人はほんのわずかしかいません。結跏趺坐《けっかふざ》や半跏趺坐《はんかふざ》でも、両足の裏を床につけて椅子にこしかけるときでも、その姿勢で幸福と自由を感じられるように座る瞑想を実践します。

私は、すでに自由な人間として座ります。体と心が静かで安らげるように座ります。マインドフルな呼吸で姿勢を調整し、体を静めくつろがせます。マインドフルな呼吸で、感覚と感情を認め静めていきます。マインドフルな呼吸の光の中で、私自身にはすでに体と心を解き放ち、喜びと幸せを生み出すための条件が備わっていると気づきます。知覚や心の固まりがあらわれてくるたびに、マインドフルな呼吸によって深く見つめます。それらがどこからやって来たのかを理解するために、その源にさかのぼって深く見つめます。

わが師ブッダよ。座る瞑想は、無理やり身心を束縛し、強いてほかの自分になろうとしたり、そのために行動したり、幸福は未来にしかないと思って苦闘することとは無関係であることを理解します。そうではなく、座ることを通して、安らぎと喜びに満たされるような瞑想をします。

私には、このマインドフルな座る瞑想の大いなる幸せを、味わうことができなかった多くの先祖がいます。私はそんな先祖たちのために座ります。父や母、兄弟姉妹たちなど、座る瞑想の恩恵に浴することのできない人たちのためにも座ります。私が座る瞑想によって豊かさを受け取るとき、先祖や縁戚の人たちも養われているのです。呼吸の一つひとつ、深く見つめる一瞬一瞬、座る瞑想でたたえるほほえみは、私の先祖、子孫、さらに自分自身への贈り物になるでしょう。私は、まだ暗いうちから起き、眠気を催さずに座る瞑想ができるように、夜は早く床に就くように心がけます。

食事中、お茶の時間、法話を聴いたりダルマ・シェアリング*に参加するときにも、安定してくつろいで座る実践をします。丘の上、浜辺、木の根もとや岩の上、客間でもバスの中でも、反戦デモや人権擁護のための断食の中でさえ、そのように座ります。

ギャンブルや飲酒をしているような場所、ケンカや口論をしたり、人を責めたり裁いたりする不健全な環境では座りません。それでも、人を救い出すために、強い誓願を立ててそうした場におもむくときには、そうすることもあるでしょう。

わが師ブッダよ。私はあなたのために座ります。私を精神的な生き方にいざなってくれた精神的な師に代わって、私は深い静けさと安定によって座ります。世界中の人びとが静かに座ることができれば、地球に平和と幸福が訪れるに違いありません。

＊　＊　＊

釈迦牟尼仏陀よ。私はあなたの前に、あなた自身のサンガの長老である舎利弗《しゃりほつ》尊者と目犍連《もっけんれん》尊者の前に、大地に触れます。

——鐘を招いて、大地に触れる

# No. 18

# 正しい言葉を使う

わが師ブッダよ。あなたはその生涯のほとんどを、僧・尼僧、在家の男女に法を説くことに捧げました。その言葉は、聴く者の理解の種に水を注ぎ、彼らのものの見方の誤りを手放す助けになりました。あなたの言葉は、人びとに良き方向へと歩む道を示しました。苦しむ人に必要な慰めと癒しを与え、彼らが求めていた自信とエネルギーをもたらしました。

人からさまざまなことをたずねられたとき、あなたは完璧な静けさのうちに座り、ほほえみながら一言も発しないこともありました。彼らにとっては、聖なる沈黙こそが言葉よりずっと力強く雄弁であることがあなたにはわかっていました。あなたの弟子として、私はあなたにならって行動し、話すべきときにのみ言葉を発し、沈黙すべきときにはそうするよう努めたいと思います。

わが師ブッダよ。これから先私は、言葉数を減らす実践をします。これまで私は、話しすぎたと自覚しています。私は、自分の益にならず、聴く相手のためにもならないことを話してきました。また、自分と相手を苦しめるようなことも言ってきました。

あなたが鹿野苑《ろくやおん》*で五人の僧を前に説いたはじめての説法の中に、八正道《はっしょうどう》という正しい八種の実践のひとつに数えられる「正語《しょうご》」が含まれていました。私自身の正語の実践はまだとても不完全です。私の分裂を生む言葉のせいで、相手とのコミュニケーションは困難になっていました。その原因は、私のものの見方の誤り、考え方の未熟さ、怒りやプライドや妬みにまかせた話し方などです。私は、コミュニケーションが行き詰まったり完全に途絶えてしまえば、幸せになることはできないと知っています。

これから先は、いらだち、プライド、妬みなど、どんな思いが心に湧き上がってきても、マインドフルな呼吸に戻り、それらを受け止めるようにします。聖なる沈黙を実践し、ネガティブな言葉を返したりしません。なぜ話さないのかと問われたら、誠実に、今自分の心にはいらだちや悲しみや妬みがあるので、言葉を発すると分裂が生まれそうだからと答えます。もっと落ち着いたときに、気持ちを伝えることにするからと言うことにします。そうすれば、私自身も相手もともに守ることができるでしょう。

しかし私は、自分の感情を抑えつけてはいけないということも自覚しています。そんなときには、マインドフルな呼吸によって感情を認め、その世話をし、心の中に固まった思いの根源を深く見つめる実践をします。そうすれば、心を静めて今感じている苦しみを変容させていくことができるはずです。

私には、愛する人たちに自分の困難と苦しみを伝える権利があり、その義務もあります。しかしそのためには、話すにふさわしいタイミングと場所を選ぶことが必要です。私は、落ち着いた心のこもった言葉のみを選んで話します。私は人を糾弾し、責め、決めつけるような言葉を使いません。自分の困難と苦しみだけに触れることによって、相手は私のことをより深く理解するためのきっかけを見つけることができるはずです。そうした話し方をすれば、相手は私に対する誤った見方を手放せるようになるでしょう。それは互いのために良いことです。

話すときには、私の言葉が、自分や相手に対する誤った見方から生まれたものかもしれないことを自覚しながら話します。相手が私の言葉の中の誤った見方の片鱗に気づいたなら、どうかうまくそれを伝え導いてほしいと頼みます。

わが師ブッダよ。相手が攻撃したり、批判や、侮辱や、怒りに走らずに、私や彼ら自身をより深く理解できるよう、私はマインドフルな話し方を実践します。私が苦しみについて話すとき、もしかすると私の心の傷が刺激され怒りの感情があらわれるかもしれません。もし怒りやいらだちが兆しはじめたときには、話すのをやめ、呼吸に戻って、怒りを認めほほえみかけるようにします。そのとき私の話を聴いている相手には、しばらく会話を休んでくれるようお願いすることにします。

自分が平静に戻ったとわかったら、また話を続けます。相手が話すときには、穏やかで公平な心で深く耳を傾けます。そうして聴いているときに、相手の言葉が事実と違うとわかっても、途中でさえぎりません。深く心を注いで聴きつつ、相手の誤った見方は何が原因なのか理解できるよう努めます。私が相手に行ったり言ったりしたことを振り返り、何が私に対するその人の誤解の原因になったのか理解するよう努力します。それから先も、穏やかな言葉と行動を工夫し、相手が私に対する見方を変えていけるよう助けます。

相手が話し終えたら合掌し、誠実に心を開いて話してくれたことに感謝します。私は言われたことをよく反芻し、その人と調和して生きるための理解と能力が日々育っていくよう、うながします。互いの気持ちが次第にオープンになれば、互いへの誤解や決めつけや批判にしがみつかずにすむことを理解します。心のこもったよく工夫された話し方の実践は、愛と理解を育てるための最高の機会になるでしょう。

＊　＊　＊

わが師ブッダよ。体、言葉、心を完全にひとつに合わせ、私はあなたの前に、そして深く耳を傾ける観音菩薩の前に、大地に触れます。

——鐘を招いて、大地に触れる

# 深く耳を傾ける

No. 19

わが師ブッダよ。観音菩薩の深く耳を傾ける実践を学ぶ時間が、私にはもっと必要です。その気持ちだけは強くても、聴いているときに心の中の自分を責める気持ちの種に水が注がれると、深く聴くことがむずかしくなります。相手はまだ、心のこもった言葉の使い方を知らないのかもしれません。またはその言葉に、私を責め、裁き、非難する気持ちが含まれているかもしれません。

それによって、私の心の中の怒り、傷、自責の種は刺激されるでしょう。その種が意識の中で芽を吹くと、私の深く聴く力は失われ、心も閉じてしまいます。私が言葉を発しないことによって、相手は無反応な壁に向かって話しかけているような気持ちがするでしょう。

わが師ブッダよ。イライラや怒りといった思いが浮かんできたら、どんなときでもマインドフルな呼吸に戻りなさい、あなたはそう教えました。力まずに息をして、それらの思いの固まりを包み込みます。

私は、相手が心の苦しみを打ち明けることができるように、いつもそばにいて耳を傾けることを忘れません。深く聴く慈悲の実践によって、私は人の苦しみをやわらげる働きをします。心に慈悲をもたなければ、本当の意味で深く聴く実践はできません。

そのように聴くことができなければ、話してくれる相手に謝ろうと思います。「ごめんなさい、お父さん（お母さん、お兄さん、お姉さん）。今日は十分心が安らいでいなくて、深く聴くことができません。明日改めて聴かせてもらいたいのです」。私は、心のこもらない見た目だけの実践という罠にはまらないよう、気をつけることを約束します。

＊　＊　＊

わが師ブッダよ。体、言葉、心を完全にひとつに合わせ、深く聴く実践の誓いをていねいに心に刻むために、私は三回大地に触れます。

——鐘を招いて、大地に触れる

わが師ブッダよ。阿弥陀であるあなたに告白します。私はしばしば深く聴く実践ができなかったことを悔やんでいます。この次深く聴くべきときがきたら、よりよく実践することを誓います。

――鐘を招いて、大地に触れる

# No. 20

# マインドフルに話す

わが師ブッダよ。私は愚かにも、これまで真実に反したことを言ってきました。自分の弱さを隠したり見た目をつくろうために、偽りを並べたのかもしれません。人から責められるのを恐れて嘘をついたこともあります。ときには何かを手に入れるため、攻撃を避けるため、または傲慢や嫉妬から、事実に反することを言いました。自分が憎んだり妬んでいる相手を一緒に嫌ってほしくて、聞いてくれる人に嘘を言ったこともあります。

わが師ブッダよ。自分が嘘をついた瞬間を思い出すたびに、私は恥じ入り、後悔していることをあなたに告白したくなります。† これから先は、嘘をつくような愚かなことはやめると誓います。理解と愛をもって話し、自分と相手の対立を解消していきます。

これから先私は、家族や、サンガの仲間の一人ひとり、社会の中の異なる部分や国どうしのあいだに和解をもたらすような話し方をします。人種、宗教などのあいだに、いかなる種類の差別をも引き起こすようなことを口にしません。

私は、健やかで美しく人を大切にするようなポジティブな話題に触れ、いさかいの中にある一人ひとりの真の困難や苦しみを取り上げて、だれもがもっと理解し合えるよう助ける実践をします。人びとが理解し合えるようになったら、両者が協力して和解し互いを受け入れられるよう助けます。

いさかいに巻き込まれたときには、双方に別々のことを吹き込んで互いへの憎しみを引き起こし、分裂を強めるようなことはけっしてしません。もしも特定の人のせいで苦しめられているのだとだれかから訴えられたら、まずそういう本人の苦しみをやわらげるために深く聴く実践をします。

もしも訴えがその人自身の見方の誤りから来ているとわかったときには、言葉をうまく選びながら、その出来事をもっと深く観られるように話します。私は言葉を工夫しながら、その人が誤ったとらえ方の底にある苦しみの根源を見ることができるよう手助けをします。憎んでいる相手の困難や苦しみや長所についても伝え、当人がそれらを受け止めて状況をよりはっきりと理解できるように。

さらに、その人が憎む相手や敵対するグループに接して、ともに集いコミュニケーションが再開できるようにうながします。必要なら私自身が後押しして、その人がまだ相手に伝えられずにいたことを残さず打ち明けられるよう助けます。一方だけの味方をして、ほかの人たちと対立するようなことはしません。家族においても社会の中でも、それが不調和と不幸の原因になるからです。

＊　＊　＊

わが師ブッダよ。体、言葉、心を完全にひとつに合わせ、あるがままの真理の世界（真如《しんにょ》）*からやって来たあなたと、多宝如来*および地蔵菩薩の前に、私は大地に触れます。

——鐘を招いて、大地に触れる

# 調和のある言葉

No. 21

わが師ブッダよ。私は、瞑想の仲間や家庭内に、不調和や分裂を生むような可能性のある言葉は、けっして使わないよう注意します。家族や社会においてだれかとのあいだに問題が起きたときには、自分の見方の誤りをはっきりと認識する方法を探します。対立する相手のことを、関係のない人に訴えたりしません。

人をネガティブなエネルギーで攻撃し、彼らの喜びやエネルギーをくじくことは、私の望みではありません。今まで私は、そうした間違いを犯してきました。今ここでその過ちを認めます。過去にやってしまった愚かな過ちを、二度と繰り返さないことを誓います。

＊　＊　＊

わが師ブッダよ。私はブッダ、ダルマ、サンガの三宝の前に大地に触れ、家族や社会に不調和を起こすような言葉を言ったことへの後悔を告白します。ブッダよ、あなたの前に、目犍連《もっけんれん》尊者と迦旃延《かせんねん》尊者*の前に、私は額を地につけます。

――鐘を招いて、大地に触れる

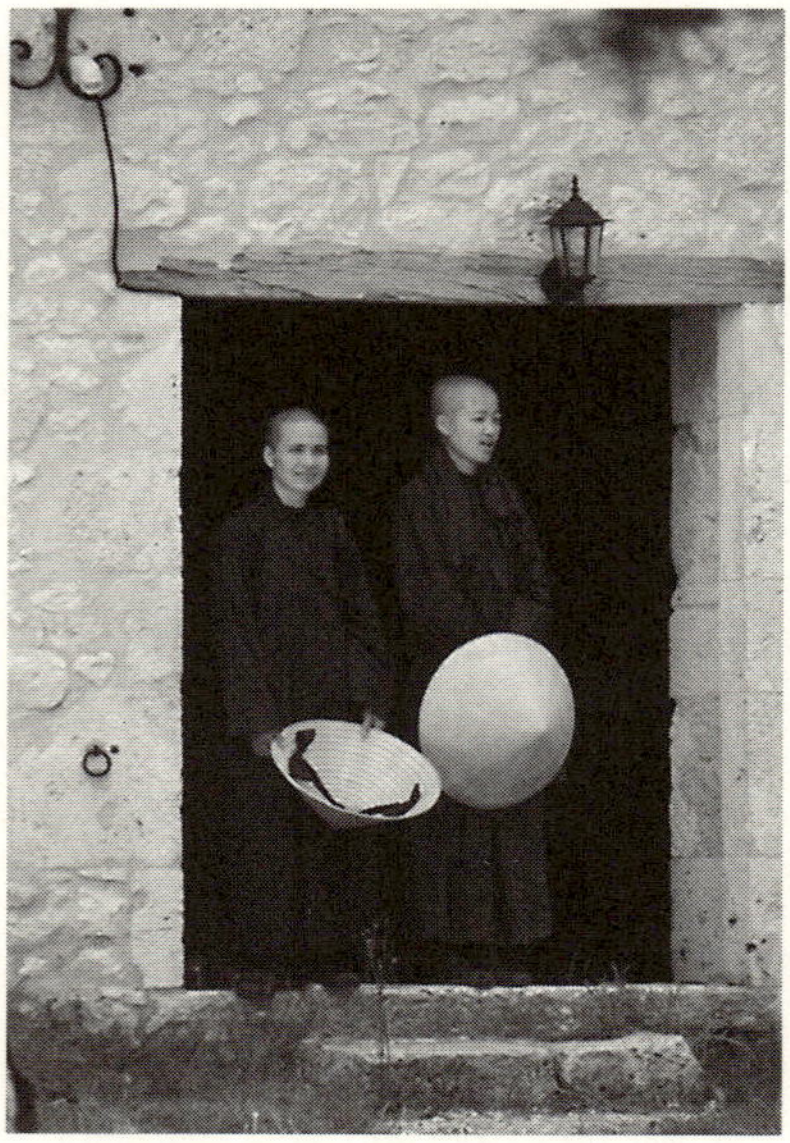

# No. 22 感謝をあらわす

わが師ブッダよ。私は日々の人との交わりの中で、感謝を伝えられるよう練習を重ねます。そして、次のような言葉によってそれを実践します。


「電話で声が聞けてとてもよかった」

「一緒に歩きながら実践の真実を伝えてくれる、そんな先生がそばにいる私はとても幸せ者です」

「君のように知性と忍耐のある幸せそうな妹をもつと、仏教の未来を託してもいいと思えるよ」

「お母さん、知っていますか？　あなたは私に気高さと才能をたっぷりと与え、慈愛の見本となってくれました」

「わが子よ、今まで私は親として未熟なことがたくさんあった。君の困難や苦しみがわからずに、言葉で君を苦しめてきた。本当にすまない、許してほしい。これからはこんな未熟なふるまいは二度としないと約束する。愛してくれているなら、私が約束を果たせるよう助けてくれないか」

「（友だち、先生、親、子どもに）私はあなたのそばで暮らせる一瞬一瞬を、とても大切に思っています。ともに生きる幸せをかみしめることができる毎日は、とても恵まれています」

「わが師ブッダよ。あなたに深い感謝の気持ちを伝えます。あなたの存在なしには、またあなたが説いたダルマなしには、すばらしいダルマを実践し守るサンガという体なしには、私は、今のような精神的幸福を味わうことはけっしてできなかったでしょう。私と先祖たちは、過去世において一緒に良き種を蒔いたに違いありません。その結果として今生で如来に会え、ブッダが説いた真理の教えというすばらしい種を受け取ることができました。心の中にあったたくさんの心配、恐れ、誤解などは、あなたの理解と慈悲のおかげで消え去りました。その理解の恩寵への感謝をあらわすのに、幾万回生まれ変わったとしても十分ではありません」

＊　＊　＊

わが師ブッダよ。あなたへの深い感謝をあらわし、私は三回大地に触れます。

# マインドフルな消費

No. 23

わが師ブッダよ。幸いなことに、私は菜食、または菜食に近い食事†をすることができます。菜食によって私たちは、幸せの基盤である慈悲を養うことができます。この世界では、自分のいのちを維持するため、多くの動物が互いに喰い合う運命にあります。クモは、ハエやチョウを捕えなければなりません。ヘビはカエルを飲み込み、鳥は芋虫や魚を、猫はネズミ、虎は鹿を食べずには生きられません。しかし私自身は、ほかの生き物の肉を食べなくてもすむことに深く感謝します。

私は、植物も死ぬより生きたいのだということを知っています。しかしその思いは、人間や動物たちの感情や死への恐れと比べれば、かなり弱いものでしょう。慈悲の心をもった菩薩たちは、生き物の肉をけっして食べようとは思わないということを私は知っています。私も菩薩として生きようと思います。

わが師ブッダよ。「四種の栄養についての教え」（巻末付録一七三ページ）という経典†の中で、あなたはマインドフルに食べることで慈悲の心をたもち育むよう説きました。その経典の中であなたは弟子たちに、マインドフルネスなしに食べるのは息子や娘の肉を食べることと同じだと言っています。生き物の肉を口にするのは、幼いわが子を食べることに近いと自覚します。

先進諸国では大量の肉やアルコール飲料が消費されていますが、それらは身心に破壊的な影響を及ぼします。肉とアルコールを生産するために多くの土地や大量の資源が消費され、それによって世界中に貧困と飢餓がもたらされます。大量の小麦、米、トウモロコシ、大麦などが、アルコール製造や食肉用の動物の飼料として使われています。毎日おびただしい数の子どもたちが、栄養失調や食糧不足のために死んでいっています。

わが師ブッダよ。もしもこうしてアルコールや肉を摂り続ければ、苦しみに気づけず慈悲を育てることもできないと、あなたは教えました。世界中で日々死んでいく多くの子どもたちが私の子どもや孫でないとしたら、彼らはいったいだれの子や孫なのでしょう?

わが師ブッダよ。私は菜食をする誓いを立てることで、安らぎと幸せを感じます。適切に吟味された野菜だけの食事はおいしいだけでなく、健康にもいいと言われます。現代社会で菜食する人の数が増えているという事実に、私は励まされます。菜食によって精神、肉体、思考の健康が増進することを知って、菜食者になる人がたくさんいます。慈悲を養うために菜食者になる人もいます。また、動物たちの居住区を守り動物保護に努力したり、害のある動物実験を防ごうとする団体があることを知ってうれしく感じます。

＊　＊　＊

わが師ブッダよ。体、言葉、心を完全にひとつに合わせ、私は大地に三回触れ、世界中のすべての種《しゅ》の苦しみを感じとれる心を育て、私の中の慈悲の心を養います。

——鐘を招いて、大地に触れる

No. 24

# 有機農産物を選ぶ

わが師ブッダよ。最近の状況を振り返ると、環境を守る必要性を感じる人たちが、ますます増えてきています。地域の有機農家や土地を耕すための持続可能な方法を、積極的に支持する人たちもたくさんいます。

前世紀には、膨大な面積の森が切り開かれ、草食家畜のための放牧地とされました。畜産によって排出される糞や尿による水源地の汚染は深刻です。農業における有毒な化学物質の使用は、あらゆる生き物、大地、水や空気に害を及ぼしています。人類の貪欲さだけが原因で、地球はこうしたすべての破壊を引き受けなければならないのです。

私はマインドフルに食べ、飲むことを誓います。肉を食べることやアルコールを摂ることを減らしていきます。健全な農業を推進し支えるように努め、あらゆる生き物のいのちと環境を尊重します。

できれば自宅の庭（または僧院）で、有機的な方法による耕作を試みます。食料品店では、有機農業によって育てられた野菜や果物を買うよう努め、有機農産物を生産する農家を支えていきます。本当に必要な食物だけを摂るよう心がけます。そうすれば、有機的に育てられた野菜、穀物、豆類、果物などを買うための金銭的余裕が生まれますから。

＊　＊　＊

私の母なる地球に後悔の念をあらわし、私は大地に三回触れます。母なる地球は、私を何回もの転生を通じて守り、養い、育んでくれました。それにもかかわらず、私は自分の気遣いの浅さから、地球を深く傷つけてきました。
わが師ブッダと数々の先師よ、私が大地に触れるのを見守ってください。

——鐘を招いて、大地に触れる

# 感謝の心で食べる

No. 25

わが師ブッダよ。私はいつも感謝の心で食卓につきます。食事の時間は瞑想と同じだということを忘れません。食べることによって体が養われるだけではなく、心も栄養を受け取るのです。

食事に手を合わせるとき、私は呼吸に気づきながら心と体をひとつに合わせます。その純粋な気持ちと気づきによって、私は食卓の上の、器の中の食べ物を見つめ、五つの深く見つめる瞑想（五観）を行います。

1. この食べ物は、宇宙全体、地球、空、数え切れないほどの生き物たち、多くの努力と愛ある働きによってもたらされた恵みです。
2. この食べ物を受けるにふさわしいよう、マインドフルに感謝して食べ、生きることができますように。
3. 貪りなどの不健全な心の働きを認め、変えていくことができますように。
4. いのちあるものの苦しみをやわらげ、気候の変化を促進せず、この大切な地球を癒し守るような食べ方を実践し、慈悲の心を生かすことができますように。

5．健全なコミュニティを作り、友情を深め、いのちあるものの役に立てるように、この食べ物をいただきます。

わが師ブッダよ。社会人としての私は、毎日仕事に行き、自分や家族のために食べ物を手に入れるための収入を得ています。しかしその食べ物は、私のものでも私が生産したものでもありません。

茶碗の中のご飯を見つめると、それは大地や空からの贈り物だということがはっきりとわかります。その中には田んぼや野菜畑、太陽の光、雨、堆肥、そして農家の人びとの多くの働きが見えます。美しい金色の麦畑、麦刈りをする人たち、脱穀する人、パンを焼く人たちも見えます。大地に豆が蒔かれ、成長してサヤができていくのも見えます。リンゴ園、梅園、トマト畑、それらの果樹を世話する人たちも。

ハチやチョウが花から花へと飛びかい、花粉を集めハチミツを作り、それを私はいただきます。今この手にあるリンゴや梅、しょうゆに浸す野菜のゆでた一枚の葉っぱを作るために、宇宙の元素の一つひとつが働いています。私の心は感謝と幸福で一杯になります。

食べ物をかみながら私はこの気づきと幸福を養い、けっして過去や未来、現在の虚しい思いに心を奪われません。一口ごとの食べ物は、私自身だけでなく、私の中にいる先祖や子孫のすべてを養ってくれます。

食事中には、この偈《げ》を唱えます。

涅槃（絶対的な境地）で食事をいただきながら
私につながるすべての先祖を養い
すべての子孫のために未来への道を開く

私は目の前の食べ物とともに、「感覚から生まれる感情」という食べ物によっても栄養をいただきます。食べ物は体を養います。感覚によって起きる感情という食べ物は、それを摂ることによって喜びや慈悲を与えてくれます。マインドフルに食事をすれば、慈悲と、解放と、喜びが生み出され、さらにそれらがサンガや家族を養ってくれます。

私は私自身と実践を害するような、必要を超えた飲食をしません。料理をとる列に並ぶとき、食器に食べ物を入れるとき、本当に自分が必要なものを、自分の体の安らぎと軽さがたもたれるだけ取り分けることを忘れません。僧や尼僧は、使用する食器を「応量器（適量の食べ物を盛る器）」と呼びますが、そのように自分にとって十分なだけの量をいただくようにします。

わが師ブッダよ。改めて見れば、口に運ぶ食べ物は大地と空からの恵みだということがわかります。それがここに来るまでには、大変な労力がかかっています。私が僧や尼僧であれば、それが一般の人たちからのお布施であり、ブッダからの贈り物でもあることがわかります。出家する際にはブッダから托鉢のための応量器をいただきますが、まっすぐ修行にいそしむかぎり、その器を携えていれば飢えることを恐れなくてもいいと教えられます。

わが師ブッダよ。私は食事を終えたら必ず、器を手にもち、ブッダに向き直って感謝の言葉を述べます。「食べ物をいただき感謝します」という気持ちで。この言葉を口にすると、心は感謝で満たされます。ブッダに感謝を捧げることは、大地や空や、料理をしてくれた仲間を含む多くの人びとの多大な労力への感謝にほかなりません。

＊　＊　＊

わが師ブッダよ。私は、限りなき尊敬と布施に値するあなたの前に、三回大地に触れます。そして、大地、空、あらゆる種の生き物たちに感謝をあらわし、私の幸福を育てます。

――鐘を招いて、大地に触れる

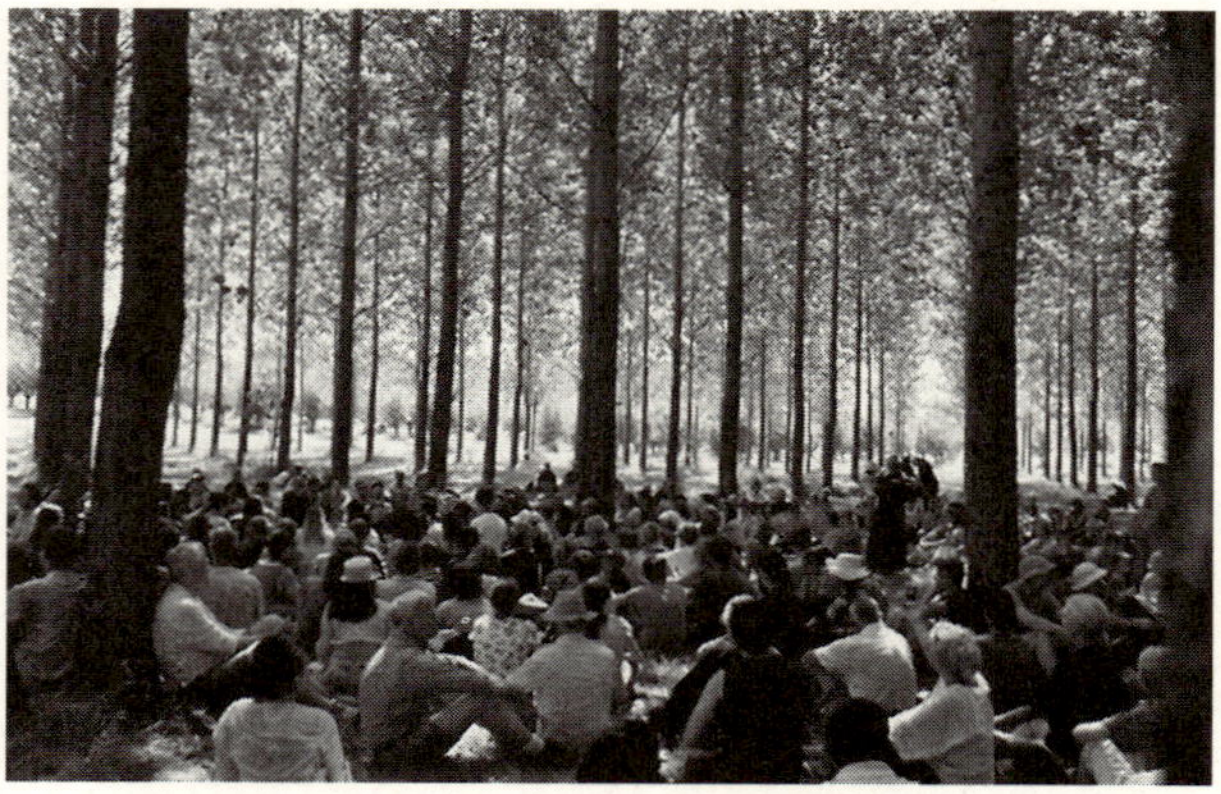

## No. 26

# マインドフルに食べる

わが師ブッダよ。食事中には、自分を養い病を防ぐものだけを摂ることをたしかめながら食べます。食物は、私たちを健やかにも病気にもします。買い物、料理、食事、それぞれの機会に、私はマインドフルネスを生み出し、自分の体を重苦しく不健康にするような食物を摂らないように気をつけます。見た目にはとてもおいしそうでも不健全な食物は口にしません。それらは体の負担になるばかりか、私の中の先祖や子孫をも重苦しくさせるでしょう。

わが師ブッダよ。食事の際私は、このいのちをたもつために食べているのだということを確認しながらいただきます。自分の苦しみの変容と、人びととすべての生き物を苦しみから解放するために学び実践することが、私の人生の目的です。このことをはっきりと心に刻みながらいただきます。私が愛と理解の道を進む意志があるからこれをいただくことができるのだ、という事実を感謝をもって認めます。

わが師ブッダよ。サンガとともに座って食事するとき、あなたは、あなた自身だけでなく数え切れないほどの生き物たちに幸福と慈悲を与えました。私も、サンガや家族と一緒に食べる機会を大切にします。そして、背筋を伸ばしながらくつろぎ、喜びと安らぎと自由な心で食べることを実践します。

食べるときにはゆっくりと、食べている物に気づきながら、注意深く液状になるくらいよくかんでから飲み込みます。ときおり食べるのを止めて、私と一緒に食事する精神的につながった仲間や、血縁の一族のことを思います。

サンガの中の力強いマインドフルネスと集中のエネルギーが、私を守り支えてくれます。私もまた、食事を通してマインドフルネスと集中のエネルギーを生み出し、私のサンガに与えているのです。

わが師ブッダよ。あなたもこうしてご自身のサンガとともに座り、食事されました。僧や尼僧たちは、あなたと同じ場所で座って食べる深い幸福を味わったに違いありません。それはあるときには霊鷲山《りょうじゅせん》、竹林精舎《ちくりんしょうじゃ》、祇園林《ぎおんりん》、毘舎離《びしゃり》*の近隣にある大森林などでした。今こうしてサンガとともに座り食事をするとき、私にマインドフルネスと集中が十分あれば、如来であるあなたと一緒に食べていることがわかるでしょう。あなたが私を見つめ、ほほえんでいる様子も。

わが師ブッダよ。私はふだんからサンガと食事をともにするよう努めます。そうすれば、食事のたびに私のマインドフルネスの実践はゆるぎないものになるでしょう。私は、自分の部屋でひとりきりで食事をしません。サンガが食事をしていない時間にもひとりでは食べないようにします。ただし、病気のときや、外で特別な用事があって帰れず、サンガと同じときに食べられない場合をのぞいては。*

わが師ブッダよ。私は、寂しさや不安などを感じるたびに、スナック菓子を口にするような習慣を変えていきます。すぐに冷蔵庫へと走り、心の中の空洞を埋めるためや不安感を消すために食物を口にほうり込むのではなく、マインドフルな呼吸によって自分の感情を認め抱きしめます。

＊　＊　＊

わが師ブッダよ。私は過去の消費に対する反省を込め、あなたの前に三回大地に触れます。これからは、あなたの教えにならって飲食をし、子孫の見本になれるようにします。

――鐘を招いて、大地に触れる

# No. 27

# マインドフルに日常を過ごす

わが師ブッダよ。あなたはこの世に釈迦牟尼仏陀として姿をあらわし、生きとし生けるものを苦しみから解放することに一生を捧げられました。その当時は、飛行機も、蒸気船も、電車やバスもありません。そんな中であなたは、ガンジス河流域のさまざまな小王国を徒歩で訪ねて歩きました。

あなたは気のおもむくままに、マインドフルに一歩一歩進みました。マインドフルネスを説き修行した四十五年のあいだ、あなたが訪れたところにはどこであれ、安定と解放のエネルギーがもたらされました。あなたは、国王、大臣、将軍、導師、職業人、知識人、富む者・貧しき者、泥棒、娼婦、食肉職人、あらゆる者の苦しみを解放しました。あなたの一生を通した理解と愛の歩みは、世界中の数え切れない世代の人びとに、深く長い影響を与えてきました。

今あなたの弟子である私は、あなたから受け取った理解と愛の道のりに加わることができるように、喜びと安らぎの心で誠実に実践することを誓います。座るとき、歩くとき、話すときや聴くとき、食べたり働くときにも、心安らかに幸福を感じながら、今この瞬間にとどまる実践をします。仕事場に向かうとき、調理するとき、洗濯をし、庭を掃き、野菜を植えつけ、車を運転し、買い物をするときにも、マインドフルネスの実践を怠りません。日々の活動すべてにおいてマインドフルネスを実践すれば、私自身とすべての人たちに、心の軽やかさと、喜び、安らぎ、自由がやって来ることを確信します。

わが師ブッダよ。現代人である私たちの中には、一時間もかけて車や電車で通勤する者もいます。そして一日が終われば、同じだけの時間をかけて自宅へ引き返すのです。帰宅するころにはすでに疲れはてています。それでも、料理や食事や後片づけが残っています。それは来る日も来る日も忙しいばかりの生活です。

さらにローンや、電気、水道、電話料金やタクシー代まで、支払いに悩まされます。そのうえ、病気、治療、失業、交通事故などの可能性もあり、それらは日々の暮らしを大きく圧迫し、不安と恐れの種になっています。

私たちの多くが多忙な日常を送っています。ひとつの用事を急いで片づけては次に移り、ある仕事のあとには別の仕事が待ち受けています。何もすることのない状態には耐えられないので、数え切れないほどの予定や雑事で時間の隙間を埋めるのです。百年さえも一瞬の夢のようです。
私はそんな人生にしたくはありません。私は日々の一瞬一瞬を、ゆったりと深く生きたいのです。今このときを、幸福を実感しながら生きる実践をしたいのです。仕事量を減らし、仕事をするときには、そのどんな一瞬も喜びが味わえるような働き方をします。

車の運転をするとき、私は過去にも未来にもけっして心を奪われません。また、未来の計画や不安な心によって、目の前の状況から意識をそらすこともしません。呼吸を意識しながら、車の中にすべての先祖が同乗していることに気づきます。たとえば、祖父が一緒に運転していると思うこともできるでしょう。祖父が運転の仕方など知らなかったとしてもそれは可能です。私は自分の中の祖父を見つめ、祖父の目を通してまわりの出来事を眺めます。

わが師ブッダよ。あなたもまた、私に代わって運転しています。とてもマインドフルな運転です。赤信号で止まるたび、私は呼吸に戻り、リラックスしてほほえみます。赤信号はマインドフルネスの鐘、それは今ここに戻るように教えてくれます。マインドフルネスに帰りなさいと教えてくれる瞑想の友である赤信号に、私は感謝します。

渋滞に巻き込まれても、私は呼吸とほほえみを忘れません。そして「ここに着いた、私の家に」を実践するでしょう。いのちは今ここに存在します。一息一息が今この瞬間に私を連れ戻し、いのちに触れさせます。

マインドフルな運転は緊張をゆるめ、喜びを与えて深く見つめる機会を提供してくれます。ほかのだれかが運転してくれるときも、私は同じように瞑想するでしょう。呼吸に気づきながら、通りすぎる小麦畑や起伏のある丘や川や海まで、一つひとつに触れる機会をもちます。運転する人や同乗者などにも、言葉を選びながらともに実践することを勧めます。そうすれば車中で過ごすあいだ、彼らと一緒にマインドフルネスと集中と喜びを作り出す機会がもてるのですから。

＊　＊　＊

尸棄仏《しきぶつ》、毘舎浮仏《びしゃふぶつ》、倶留孫仏《くるそんぶつ》＊の前に、私は大地に触れます。

——鐘を招いて、大地に触れる

# No. 28

# マインドフルに調理する

わが師ブッダよ。料理する機会は、サンガの仲間のためであれ自分の家族のためであれ、マインドフルネスの実践にすることができます。そのとき台所はすばらしい瞑想の部屋になるのです。

洗い桶に水を満たして野菜を洗うとき、水のすばらしい本質を深く見つめます。水は山の高い頂《いただき》から、または地の底深くから、まぎれもなくこの台所にやって来ました。地球上には水がほとんどない地方に住み、数マイルも歩いてバケツ一杯の水を汲み、両肩にかついで帰ってこなくてはならない人たちもいます。ここでは蛇口をひねればいつでも水は手に入ります。数時間断水しただけで、私たちは動転してしまうでしょう。

真水が貴重であることをきちんと自覚し、私は手に入るこの水を大切にします。また電灯をつけ、お湯を沸かすたびに使う電気もおろそかにしません。水や電気がすぐ手に入る事実に気づくだけで、たちどころに幸福感に包まれます。

野菜の皮をむく作業のあいだにも、マインドフルに、愛を込めてすることができます。マインドフルネスと愛をもって働けば、エネルギーがいつまでもたもたれ、疲れ知らずでいることが発見できるでしょう。料理が家族や仲間に栄養や思いやりの心を差し出す手段であることを知れば、作業に喜びと安らぎを見いだすことはむずかしくありません。

トマトやニンジンや、一切れの豆腐を深く見つめれば、土や太陽や雨や種によって育まれてきたそれらのすばらしい本質が見えてきます。お茶をいれるときに深く見つめれば、北ベトナムの高地やインドの霧深い山々に育つお茶の畑の連なりが見えてきます。

仲間や家族と沈黙のうちに作業し、マインドフルネスと、愛と、喜びに満ちて一緒に調理をします。台所には台所の菩薩のための祭壇があり、炊事の際にはお香に火をつけて、精神的な次元で料理する実践を始め、それをたもっていきます。

世尊ブッダよ。私は暮らしを整え、楽しんで心安らかに料理するための時間とエネルギーを十分作ります。台所では、イライラしたり不愉快な気分のまま話すことはしません。台所の愛と調和のエネルギーが直接調理した食べ物に移り、愛する人たちの口に入ることを自覚します。

＊　＊　＊

私は、台所でしっかりと実践するこの誓いを見守ってくれるよう、台所の菩薩にお願いし、菩薩の前に大地に三回触れます。

——鐘を招いて、大地に触れる

# 正しい暮らし方

# *No. 29*

わが師ブッダよ。私は、正しい生活の実践を決意します。自分の慈悲心を損なうような暮らし方はしないことを誓います。五つのマインドフルネス・トレーニング（巻末付録一八三ページ）の第一項の実践者として、いのちあるものを殺し、環境を破壊し、汚染するような営みを避けるように努めます。また、仲間である人類を搾取し、傷つけるような生活の仕方を避けます。

少数の人のみに利益をもたらし、多数の人びとから生きる機会を奪うような企業に投資することはやめます。環境汚染を作り出す企業にも投資しません。迷信を利用するような営みからも離れます。

私が僧・尼僧である場合は、人を精神的に助ける活動を、利益を目的としては行いません。死者に対する葬祭をはじめとする儀式を執り行う際には、そこから過剰な利益を得ることをしません。

わが師ブッダよ。もしも私が誤って正しくない生活のあり方に陥り、状況によってそうした不健全な生活のあり方が避けられなかった場合には、その誤った暮らしから離れる方法を探し、正しい暮らしの精神に沿った新たな働き方を探すことを誓います。

教師、看護師、医師、環境活動家、研究者、ソーシャルワーカー、心理セラピスト、どんな仕事であれ、日々慈悲の心を育て人を助ける力を発揮する働きができれば、大きな幸福が感じられるでしょう。正しい暮らし方を実践すれば、理解と愛を実践する機会をもち、人間とすべての生き物を苦しみから解放する働きができます。

わが師ブッダよ。私は簡素に生き、消費を最小限にしていきます。そうすれば、生活を支えるために多くの時間を費やさなくてもすみます。働いているあいだには、深く自由に生きることにたっぷりと時間をかけます。わずかばかりの収入を増やすために、副業を始めたり、いろいろな仕事に手を出すことはしません。

忙しく過ごし消費することで、幸福になろうとすることはやめます。私は精神的な自由を育て、慈悲の実践をすることによってのみ幸福を求めることにします。

私が僧・尼僧である場合には、仏教のためと言いながら、じつは称賛、地位、利益などを求めるためにに仕事をすることなどけっしてないように、心を定めなければなりません。寺院の建設、仏像の建立、集会や儀式やリトリートの企画などの活動が、ときには利己的なものになることもあります。そうした役割を担うときには、サンガの仲間たちと自分の展望や思いを調和させるよう努力することを誓います。何かを作り上げたり世話する仕事は、人と一緒に働く体験と、自分の考えだけが正しく人の考えには価値がないという考え方の癖を手放す機会を与えてくれます。

私は、一つひとつの決定を支える、人類共通の智慧のもとになる統合された意識にたどり着くために、どんな相手の考えも深く聴くことを誓います。そうすることができれば、仲間との絆はさらに強まり、自分のプライドや「孤立した自己」という思いを手放すことができるでしょう。こうして、人生における根本的な変化と心の癒しは育っていきます。

一人ひとりの異なる見方や考えを調和させていければ、どんな仕事も真の意味で、ブッダ、ダルマ、サンガのための仕事になるでしょう。こうした心をもって働けば、あらゆる存在を解放し助けることができるのです。

私が僧・尼僧である場合には、サンガの仲間と離れた場所に庵《いおり》を結んだり、寺院を建てて住むことはしません。それは、森から離れた虎と同じです。私は、サンガから託された役割のみを引き受けます。そして、四衆《ししゅ》の仲間とともに、平和と尊重の心にもとづいて働くことを誓います。

わが師ブッダよ。私はこれまで、仕事にひたすら没頭するという過ちを犯してきました。私は、ブッダのために働いているのだと自分に言い聞かせながら、何をしているかの自覚もなく、称賛、権力、利益のために働いてきました。あなたの教えを注意深く聴き、私は今、過去の過ちに気づき、心から後悔の念をあらわします。

＊　＊　＊

わが師ブッダよ。体、言葉、心を完全にひとつに合わせ、私は、人間をことごとく知る力を備えた最高の御者《ぎょしゃ》、完全に目覚めた人、この世のすべてが讃える存在であるあなたの前に、三回大地に触れます。

――鐘を招いて、大地に触れる

# 性に対するマインドフルネス

No. 30

わが師ブッダよ。私は今まで、自分の性的なエネルギーの扱い方を知りませんでした。そのために、後悔するような過ちを犯してきました。人間もまた動物であり、だれもが性的なエネルギーをもっていることは認めます。

こうした実践を知らなかったころには、私は性にかかわる種にたくさんの水が注がれるままにしていました。性的なエネルギーが生まれると、心が不安定になることもありました。本や雑誌や映画を通して、性的エネルギーを刺激するような多くの画像を目にしてきました。じかに肉体によるだけでなく、音声や画像による性の商品化によって、多大な利益を得る人たちがいることを知っています。

書籍、雑誌、テレビ、映画、広告、DVD、インターネットにいたるまで、性的な欲求を引き起こさせる画像はあらゆるところに存在します。とりわけ若い人たちは、こうした商業戦略の犠牲者です。彼らの中の性的エネルギーの種は、毎日何回も水を注がれています。十三歳くらいまたはもっと早い時期から、不健全な性行動の罠に引き込まれる若い男女の数は急増しています。若者たちがセックスだけを知り愛し方を知らないとすれば、大きな悲劇です。空しいセックスしか知らずに大人になったなら、真の愛の喜びを知る機会はけっして訪れないでしょう。

マスターベーションの習慣も、同様な結果を生みます。それによって身心の健やかなエネルギーの源泉は干上がってしまいます。それも真の愛を知る機会を奪うものなのです†。

わが師ブッダよ。あなたは体と心は分けることができない一体のものだと説きました。体に起きたことは心にも起こるのです。私は自分の体と心を大切に見守り、性的な欲求の種に水やりをすることなく、マスターベーションの習慣にも溺れません。これからは、性的エネルギーを刺激するような本や雑誌を読んだり、映画を観たりしません。また性的なニュアンスのある話題を耳にしたり、話したりすることを避けます。通信機器やコンピュータを使って、性的な欲求を喚起するような音声や画像を求めません。

また性的エネルギーを人為的に興奮させた結果起こる被害への気づきを、多くの人にうながす活動に、力を注ぐことを約束します。社会のあらゆるレベルで、とりわけ若い世代のために健やかな環境を作り出すため、私はあらゆる努力を惜しみません。

わが師ブッダよ。理解と慈悲の光で、どうか私のこの働きを導いてください。

＊　＊　＊

体、言葉、心を完全にひとつに合わせ、私は、優波離《うばり》、富楼那《ふるな》、喬答弥《きょうとうみ》＊の長老方の前に、大地に三回触れます。

――鐘を招いて、大地に触れる

# 古くからの性的エネルギーを癒す

No. 31

わが師ブッダよ。今生と前世における無智に心が曇らされている私たちは、性的欲求のエネルギーに気づきそれを適切に扱うようにしなければ、家族や社会や、すべての人の身心を損なうということが飲み込めていませんでした。無智の中にいた私たちは、自分の体と心を不健全なセックスから守ることができませんでした。健やかな文化や社会的環境を作ってくることができなかったからです。そして無意識のうちに、性的な過ちについての第三のマインドフルネス・トレーニングに反する行動をとってきました。わが子を含めて、子どもたちを性的に虐待もしてきました†。

今私は、自分の過ちに気がつき、深い後悔の念を告白します。そして、身心を治め身のまわりの環境を健やかに整えるために、ブッダが示した真理の教え（法門）を学び実践します。理解と慈悲を育てられるような、身心のエネルギーの使い方を工夫します。

理解と慈悲によって私は、すべての存在を苦しみから解放していき、世界の力になります。愛する心である菩提心と、すべての存在を苦しみから解放しようとする強い願いがあれば、私のほとんどのエネルギーは、そちらに注がれるはずです。私の中の慈悲のエネルギーが強ければ、性的なエネルギーは力を発揮できず、私にもまわりの人びとにも危害を及ぼすことはできません。

＊　＊　＊

わが師ブッダよ。体、言葉、心を完全にひとつに合わせ、私は、あなたとすべての世代に通じる聖なるサンガの前に、三回大地に触れます。

――鐘を招いて、大地に触れる

# No. 32

# 性的な過ちを変容させる

わが師ブッダよ。あなたと菩薩がたが、私に愛の心を開き、精神的な支えをくださいますように。性的な過ちに満ちたこの暗い時代に、社会に手を差し伸べる強さがもてますように。十分なマインドフルネスの実践をしていなければ、性的な刺激を感覚器に受けるたびに、いつも性的欲求が起こってくるでしょう。そういった気持ちが起こると、性的なエネルギーは何とかしてその欲求を私に満たさせようとし、身心を守るすべはなくなります。

性的な過ちは、毎年何百万ものいのちを損なっています。私がマインドフルネスの実践をしなければ、すぐにその餌食になってしまうでしょう。この世界は、性的過ちの炎で焼かれています。

私たちは、ＡＩＤＳやそのほかのセックスによる感染症が、世界中に大きな苦しみを作り出していることを知っています。私は自分のもてる能力をすべて使って、そうした病気による苦しみをやわらげる働きをし、ＡＩＤＳや性感染症の数々の拡大を防いでいきます。

私は頭を垂れ、ブッダと菩薩に懇願します。どうか慈悲をもって、大いなる愛の甘露の雨をこの地上に降らせてください。真の愛、責任、気づきがあるとき、はじめてこうした状況から世界を救うことができるのですから。

＊　＊　＊

体、言葉、心を完全にひとつに合わせ、私は、大いなる慈悲をもつ観音菩薩の前に、三回大地に触れます。どうかその大いなる慈悲のエネルギーが、性的な過ちによってもたらされるさまざまな問題を変化させ、終わらせることができますように。

——鐘を招いて、大地に触れる

# 性に責任をもつ

No. 33

わが師ブッダよ。僧や尼僧は、生活の中で貞潔を守る実践ができる幸運に恵まれています。戒律（マインドフルネス・トレーニング）と出家としての礼節の指針によって守られ、性的な過ちの泥沼の中に落ち込むことから救われています。†

しかし一般人の私たちは、四六時中すべてがマインドフルネスの実践に最適な環境には恵まれていません。だからこそ、性について説いた第三のマインドフルネス・トレーニングを強い決意で実践しなければならないのです。そのおかげで、私たちは自分の思考や画像や音声などによって、心の中の性的な過ちの種に水を注がずにすむようになるのです。

わが師ブッダよ。私は、自由な時間を使ってあなたの教えを学びます。ダルマ・シェアリングに参加し、サンガによる瞑想会の世話をします。または社会に手を差し伸べ人びとの苦しみをやわらげていくような、文化的・社会的活動に加わります。機会を見つけて、（プラムヴィレッジ関係の）僧院や瞑想センターでリトリートに参加し、法話を聴いたり、ダルマ・シェアリングを体験します。そして、五つのマインドフルネス・トレーニングを唱える場には努めて参加します。

愛が毎日育っていくように心の世話をします。心の中の理解と愛のエネルギーが十分に強ければ、性的な過ちの力に影響され振り回されることはなくなります。

わが師ブッダよ。僧や尼僧としての理想的な姿は、すべての世俗的な愛への執着を捨て去ることによって実現することは明らかです。ですから出家した人たちは、授かったマインドフルネス・トレーニングと礼節の指針を怠らずに実践することで、自分自身とまわりの人を守ります。性にかかわる行為は僧・尼僧の生活を損ない、人びとの生活を傷つけ、すべての存在を苦しみから救い上げるという理想の実現をはばみます。自分は心の自由と精神的な強さがあるから、礼節の指針を実践する必要がないなどと考えて、その実践を怠ったりしません。

私は、執着が性的欲求につながることを理解しています。執着の実態は、大変見分けがつきにくいものです。礼節の指針の実践によって自分を守らなければ、執着は強まり、その結果私自身とサンガ全体の実践の質は損なわれるでしょう。私は、執着が身心の安らぎを奪い、平静さと慈悲心によってあらゆる存在を愛する機会を取り上げることを知っています。執着をもつと自由は失われ、相手の自由をも取り上げていることになります。

出家の場合、性別の違う相手とは、けっしてふたりきりになりません。特定の相手に感情的な執着をもった場合は、その人が出家であるか一般人であるかにかかわらず、近づいて自分と相手の執着の種に水やりをするようなことを言ったり行ったりする機会を作らないと約束します。

ブッダの弟子どうしである私たちは、互いを同じ家族の兄弟姉妹として考えるべきです。実践を通して生きる道の途上で、理解と愛の教えを世界に広く伝えていくためにも、友愛は私たちを育て守ってくれます。

わが師ブッダよ。感情的な執着に関しては、この友愛の範囲を超えて相手との関係性には踏み込みません。マインドフルネス・トレーニングや礼節の指針、四衆《ししゅ》で実践する仲間の支えと導きをつねに意識し、それらを誤った執着に陥らないように友愛を育ててくれる、ほかに変わるもののない守り手とします。

私を目覚めさせてくれる師とサンガの導きには、いつでも注意深く耳を傾けます。サンガのだれかが私の感情的な執着の兆しを指摘してくれたときには、必ず合掌してその言葉をありがたく受け入れます。けっして言い訳を探したり、助言してくれた人を責めたり、怒りを向けたりはしません。

＊　＊　＊

わが師ブッダよ。体、言葉、心を完全にひとつに合わせ、私は、あなたと戒律の師優波離《うばり》の前に、三回大地に触れます。

――鐘を招いて、大地に触れる

# No. 34

# 正しいエネルギーと信じる心

わが師ブッダよ。私は、あなたと、あなたの教え、実践の仲間の集まりを深く信頼しています。あなたの教えを日常に生かすとき、苦しみが静まり変容が起こるその働きがわかります。マインドフルネスと集中と洞察のエネルギーが、心の中で育ち続け、悩みや悲しみを克服する力が得られることもわかります。

この確信は、だれかに未来を保証されたからではなく、私自身の生きた経験から来ています。これは迷信ではなく、はっきりとした理解にもとづくエネルギーなのです。実践を通して安らぎ、悦び、癒しを経験するとき、確信は深まり大きな幸福感があります。

無智によって人生の方向が見えなくなった人間よりも、重荷を無理やり背負わされるロバやラクダの苦しみのほうがまだ軽い、あなたはそう説きました。人生に目標をもたないことより大きな苦しみはありません。私には実践の歩みを信じる心と、向かうべき方向があります。混乱と恐れのうちに過ごさなくてもよい人生は、望める限り最大の幸福でしょう。苦しんでいる人は世界にあふれています。信ずるものと進むべき道をもたないので、自らの身心を損なっているのです。

わが師ブッダよ。マインドフルネスと体、言葉、心（身口意）を通じた実践によって、私自身と世界のために、日々勇敢に変容と癒しの道を進んで行けますように。私は、信ずるエネルギーがその実行を助けてくれることを知っています。私は、この「正しいエネルギー（正精進）」の実践をします。

私は、有毒な物事に触れ、それらを取り込むことで、陶酔、暴力、憎悪などの苦しみの種に水やりをしません。私は、それらの種に水を注ぎ、芽が伸び手ごわいものに育つ機会を与えたくありません。私は正しい意識の使い方を実践し、心の中の健やかな種に水を与えるような思考、エネルギー、言葉だけに注目したいのです。

もしもこれから先、私の中に眠る苦しみの種に水が注がれ、その種が意識の表面に不健全なエネルギーとしてあらわれたときには、最善をつくしてそのエネルギーが意識の一番奥に戻り、種の姿に戻れるような方法を探します。*そうしたエネルギーの固まりが頻繁に浮かび上がるようになると、それはすぐに手ごわい存在になるでしょう。しかし無意識の奥底に長くとどまらせることができるなら、その力は弱まっていきます。

ブッダは正しい意識の方向づけの実践をし、明るく美しい心のあり方を日常の意識に取り戻し、それが不健全な心境に取って替われるよう教えました。私は経典を学び唱え、また徳のある実践者の近くにいることで、日常の意識の中に明るく美しい心のエネルギーができるだけいつもあらわれるすべを見つけ出します。

慈しみ、思いやり、喜び、平静さ*などのポジティブな心のエネルギーが発展し保持されれば、それらが成熟していくための基盤ができるでしょう。そこから変容が生まれ、私とまわりの人たちに大きな幸福がもたらされます。

世尊であるブッダよ。あなたは私たちに、信、精進、念、定、慧という五種の精神的エネルギー（五力《ごりき》）*の生み出し方について説きました。信ずるエネルギー（信）は、勤勉さのエネルギー（精進）につながります。勤勉さのあるところには、マインドフルネス（念）と集中（定）のエネルギーがあり、そこから洞察（慧）が起こり、それはさらに信ずるエネルギーを強めます。

私は、ブッダと聖なるサンガの前に大地に触れ、毎日実践を重ねて、これらの貴重な心のエネルギーを生み出し強めていくことを誓います。

＊
＊
＊

私たちの大もとの師である釈迦牟尼仏陀を敬います。

——鐘を招いて、大地に触れる

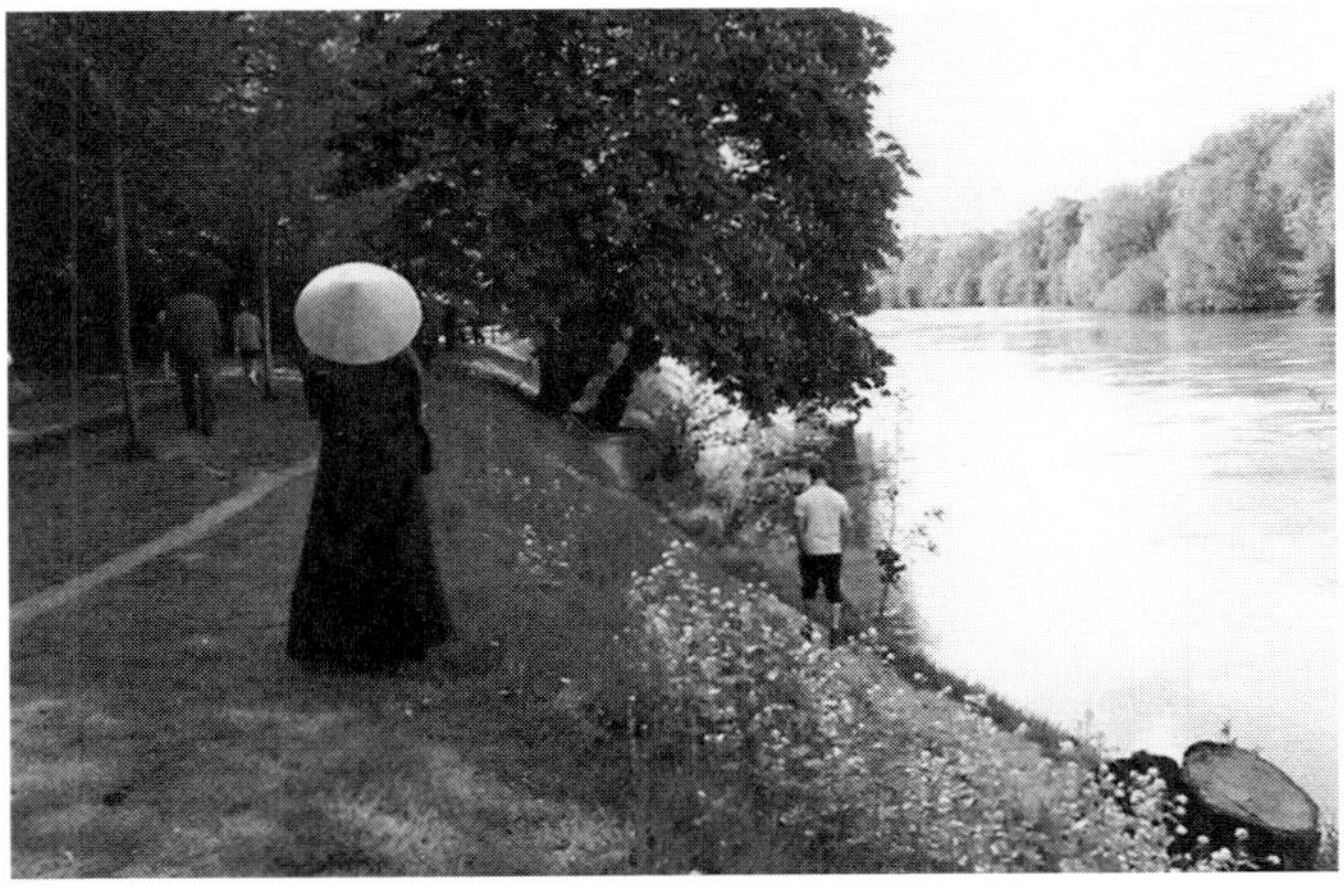

# No. 35

# 役立つ学び方

わが師ブッダよ。私たちはみな、学ぶことが好きです。けれど学ぶ理由は何でしょう？　多くの場合、社会の中で特別な地位を手に入れるなどの目的が中心になり、広い心で自分や世の中の苦しみをやわらげるような方法を探すためではないようです。学位を取得するためや、議論に打ち勝って自分が幅広く学んでいることを示したいために、学究に打ち込む人びともいます。

仏教経典の深遠な教えや仏教のさまざまな学派について、とても雄弁に語る人びとに会うことがあるでしょう。彼らは、無我、無常、慈悲や心の解放について言葉巧みに説くことができるでしょうが、偏見、怒り、尊大さ、妬みなどを変わらず抱えたままでした。深く耳を傾けること、愛をもった言葉で語ることを知らないのです。そして自分の心の苦しみを変容させるすべも知らず、まわりの人を苦しめています。

わが師ブッダよ。私はそんな弟子にはなりたくありません。ブッダの教えを聴き、学ぼうとする理由は、心の解放を実現し苦しみを変容させること、そして理解と愛を生み出すことです。

わが師ブッダよ。「蛇をより巧みにつかまえることを知るための教え」（巻末付録一七五ページ）という経典の中であなたは、議論で勝つために教えの道を学んではならないと説いています。[†] 学びの目的は、心の苦しみを変容させ、私たちを解放するものでなくてはなりません。

私は、経典を学ぶとき、とりわけ大乗経典と論蔵（解説・注釈）を読む際には、つねに自分に問いかけることを忘れません。

「この深遠で神秘に満ちた教えは、私の心の苦しみや日常の中で経験する物事とどうつながっているのか？　この教えを毎日の生活に当てはめ、その中の言葉を苦しみの変容につなげ、今ある困難を解くためには、どう学んでいけばいいのか？」

＊　＊　＊

私は、長老須菩提《しゅぼだい》尊者*、阿難《あなん》尊者、羅睺羅《らごら》尊者の前に、三回大地に触れます。

――鐘を招いて、大地に触れる

No. 36

# 目標をもって学ぶ

わが師ブッダよ。三宝（ブッダ・ダルマ・サンガ）に対する私の洞察と理解はまだ浅すぎます。三宝に帰依する意味を心底理解するには、深く見つめる以外にありません。私の三法に対する洞察と理解が一日ごとに深まっていけば、帰依（三宝に身をあずける）の実践はますます心の安定と安らぎと幸せを運んできます。

三宝への帰依は、たんなる信心や儀式ではなく毎日の実践です。日常のあらゆる一瞬を、三宝の帰依の実践にすることができます。三宝に守られつつ実践に取り組むとき、私には警護がついているようなものです。安定した気持ちで幸せと解放された心をもつことができるのです。

三宝のエネルギーが心にあれば、五つのマインドフルネス・トレーニングや礼節の指針の実践は苦痛ではなくなります。

わが師ブッダよ。あなたは「白衣をまとった弟子についての教え」（巻末付録一八〇ページ」という経典の中で、三宝と五つのマインドフルネス・トレーニングは今この瞬間に幸福をもたらすと説きました。† 私は、自分で経験をしてきたので、この言葉に対する確信はゆるぎません。私は、三宝とマインドフルネス・トレーニングを深く実践し、愛する人びとの実践を助けます。

あなたは一般の弟子たちに多くの教えを授けました。私はこれらの経典を学ぶために時間を割きます。それとともに、出家の弟子たちに教えた経典についても、「四《し》聖諦《しょうたい》」「八正道《はっしょうどう》」「五根《ごこん》」「五力《ごりき》」「七覚支《しちかくし》」「六波羅蜜《ろくはらみつ》」「縁起が示す中道*」などのあなたの教えへの理解をさらに深めるために学びます。

わが師ブッダよ。あなたは、一般人である私たちも、日々の生活の中で努めて実践のための時間を作り出すなら、生と死から解放され、生と死を超えた理解に到達することができると言われました。

ダルマ・シェアリングのときには、ほかの仲間の経験に深く耳を傾けるよう努力し、話すときには、知識をひけらかさず口論や議論に陥らないようにします。そして、受け取ったあなたの教えに照らした自分の実践経験だけを伝えます。

わが師ブッダよ。出家した者は、教えの学びと実践によって真理の道の正しい導き手となり、人びとを苦しみから解放し、世界に手を差し伸べます。高尚な仏教研究によって学位を取得する人はたくさんいますが、その知識は彼らの苦しみを変容させ、心に安らぎと幸せをもたらす助けにはなっていません。

私は、毎日の生活の実践に生かせるようなテーマを学ぶことを優先させます。それ以外の探究も、真理の道を歩む道しるべになるものを選びます。幅広い知識をもつ研究者になるためだけの研究はしません。

わが師ブッダよ。私は自分の苦しみを変容させ、十分な経験を積むために学びます。そうすれば、ほかの人たちを助け、その苦しみをやわらげることができます。こうした働きによって、私はブッダの仕事を引き継ぐことができるでしょう。

わが師ブッダよ。これまでの私は、正道からはずれた学び方をしてきました。今私は、あなたが示した道に戻ることを強く願っています。

＊　＊　＊

わが師ブッダよ。私は、この世に深い理解をもつあなたの前に、文殊《もんじゅ》菩薩と阿難《あなん》尊者の前に、大地に触れます。

――鐘を招いて、大地に触れる

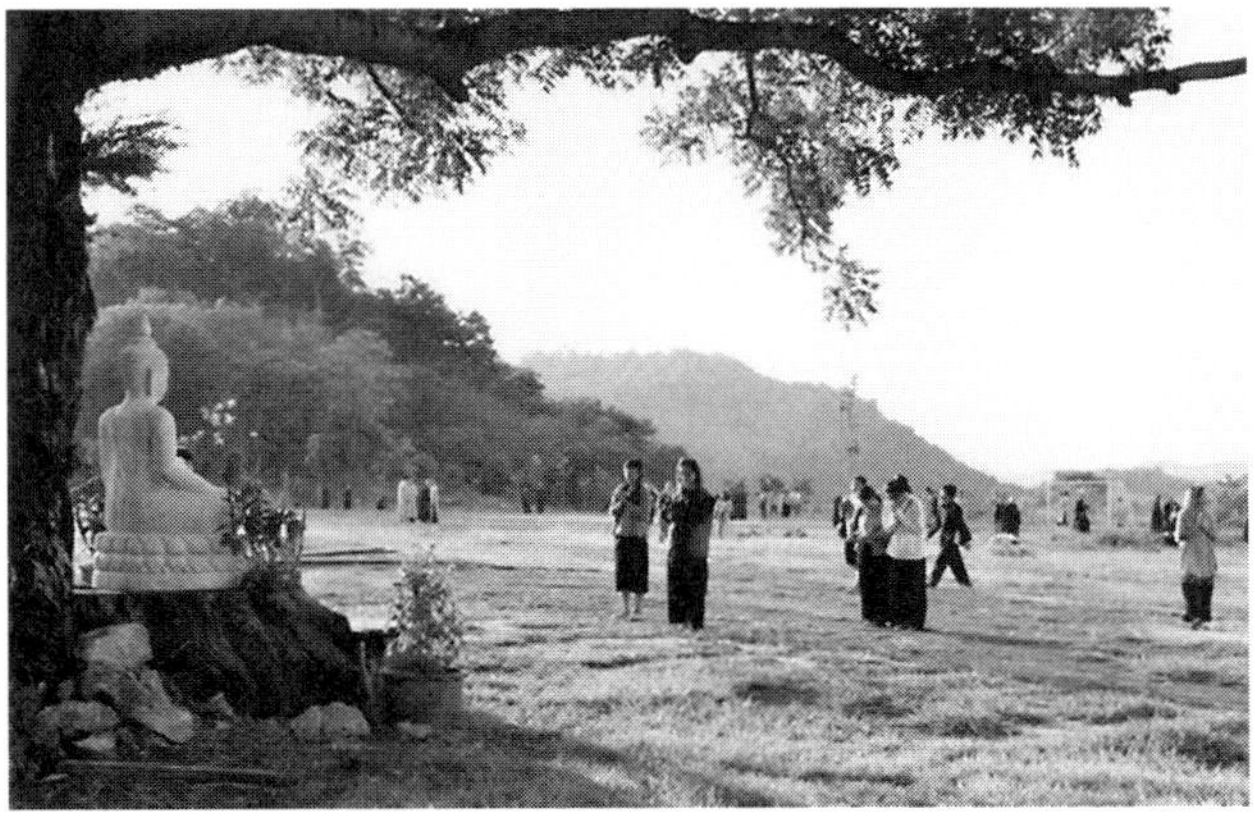

# No. 37

## ブッダの家に住む

わが師ブッダよ。私の先祖の功徳により、今生においてて私はあなたの弟子となり、あなたの理解と愛の働きに加わる幸運に恵まれました。私の精神的な家族はとても大きなものです。そこには多くの菩薩、聖なるサンガ、幾多の世代にわたる出家と一般人のサンガが含まれます。

あなたの一族に生まれた私は、如来の家に住み、如来の衣をまとい、如来の食べ物を口にし、如来の務めをすることができます。私は日常のあらゆる瞬間に、この自覚を完全にたもつような生き方をします。

背筋を伸ばしてマインドフルに座り、身心ともにくつろぎ、目覚めのほほえみを唇に浮かべるときにはいつでも、私は如来の家にいるのです。如来の家に住むためには、必ずしもお寺や禅堂で座る必要はありません。教室でも、公園でも、電車の駅でも、会議中でも、コンピュータの前、車の運転中でさえできるのです。どこにいてもマインドフルな座り方をすれば、そこがあなたの家になります。

自分の呼吸に戻ってマインドフルネスと集中を生み出し、安らぎと喜びのエネルギーによって養われるとき、いつでも私は如来の家にいます。しっかりとした足取りで、自由に、安らいで、喜ばしく歩むとき、私は如来の家に入っていきます。料理をし、洗濯をし、片づけものをするときにも、如来の家から離れなくてもいいのです。私が一般人でも、僧や尼僧でも、私は二十四時間いつでも如来の家に迎え入れてもらうことができます。

私は、如来がまとうような整った礼服を身に着ける必要はありません。マインドフルネスやマインドフルネス・トレーニング、謙遜、簡素で控えめな生活などを身に着けるなら、それが如来の服になります。これほど美しく温かい服はほかにありません。

食事のとき感謝の心を起こせば、私は内なる如来を育て、導きの師とサンガを育てることができます。そうした心で食べるとき、私は如来の食べ物をいただいているのです。如来の食べ物を食べるとき、私は自らの身心、未来の世代とともに過去の世代、すべての世代の人びとの身心を養っていることになります。

僧・尼僧である場合には、三枚の衣と鉢を受け取ったときから、飢えや寒さ、住む家などの心配をけっしてする必要がなくなります。如来の家に受け入れていただいたからです。私には如来の服があり、如来の食べ物があります。マインドフルネス・トレーニングと礼節の指針を受け取り守るなら、四衆《ししゅ》が私を育ててくれ、食べ物と服は与えられます。

わが師ブッダよ。感謝を抱く限り、私は幸せのうちにあります。私は、三宝に導かれたことに深く感謝しています。ブッダ、ダルマ、サンガは、私を救い出し、育て、守ってくれました。私は、両親、先生、友人、すべての存在に感謝します。私は、瞑想の実践と、心の変容、人びとを苦しみから救い出す働きを可能にする環境や条件を与えてくれた人びとすべてに感謝します。

私は自分がどんなに幸運で、実践と幸福を可能にする要素と条件を多く携えているか忘れないよう、いつも十分に目覚めた意識をたもつことを誓います。私は気づきの実践によって、心に感謝の灯火《ともしび》が絶えないよう努め、感謝を忘れたり不満や批判にけっして溺れないよう注意します。マインドフルネスが感謝の心を助けてくれます。そのおかげで、日常のいかなる瞬間も幸せに生きることができるのです。

＊　＊　＊

わが師ブッダよ。この世を深く理解する存在であるあなたと、聖なるサンガ、私の先祖にお願いします。私が三回大地に触れるのを、どうか見守ってください。

――鐘を招いて、大地に触れる

# 大地を守る

## No. 38

わが師ブッダよ。あなたは大地の子です。あなたはこの大地を、悟りの成就の場として、実践を説く場として選びました。実践と教えを通して、あなたは数え切れないほど多くの菩薩たちが地球を守り美しくたもつ力を育ててきました。私は、法華経の編纂のための結集《けつじゅう》*にあなたが臨席したおりに、呼び寄せられたおびただしい数の菩薩たちが、ことごとく大地の奥深くから湧き出てきた様子を思い浮かべます。その菩薩たちは、永遠に地上にとどまってこの地球を見守り、あなたの理解と愛の実践を引き継ぐという誓いを立てました。

わが師ブッダよ。私もまた大地の子であり、この美しい地球を守る手助けをしたいと願う者です。私も多くの地湧の菩薩の中の、何らかの一部になりたいと思っています。そしてサンガとともにこの世にとどまり、生きとし生けるものたちを苦しみから解放するよう働きます。

私が今、頭《こうべ》を垂れ、慈悲にあふれた師からの受容と抱擁を請うあいだ、山や川が見守ってくれるようにお願いします。私もまた大地から生まれ、母なる大地に帰ります。何万回でも繰り返し生まれ続けます。そうして、サンガと一緒にごみを花へと変容させ、いのちを守り、この大地の上に浄土を建設する仕事ができるのです。私は、理解と愛こそが浄土の建設に欠かせない基礎であることを知っています。

私は、日常のあらゆる瞬間に、理解と愛のエネルギーを生み出す努力をすることを誓います。

＊　＊　＊

わが師ブッダよ。私は三回大地に触れ、母なる大地のために働く決意を固めます。

――鐘を招いて、大地に触れる

# 大地とひとつになる

# No. 39

わが師ブッダよ。大地を深く見つめれば、すべてが生まれ育つのを助ける太陽の光と温かさが見えます。地上を走り大地にいのちをもたらす、真水の流れも見えます。さらに大気や空中のあらゆる成分、酸素、二酸化炭素、水素、窒素の存在を感じます。大気、水、太陽の存在なしには、緑の柳、紫の竹、黄色の花などの美しい大地の彩りも存在できません。私には、地、水、火、風の四つの要素が、あらゆる場所ですべてのものとかかわり、私の中でも存在し合っている様子が見えます。

私は大地に触れながら、大地にぴったりと寄り添い、母なる地球とひとつであること、太陽光や川や、湖や大洋や空行く雲とひとつであることを知ります。私の体の中の四つの要素と、宇宙の四つの要素は別ではありません。私は母なる地球に帰り、そこに身をあずけ、私の内にもあるそのゆるがずしなやかな本質を理解します。

＊　＊　＊

私は、大地を守る持地《じじ》菩薩、大地を蔵する地蔵菩薩の前に、大地に触れます。

——鐘を招いて、大地に触れる

# No. 40

# すべての存在を救い上げる

わが師ブッダよ。地蔵菩薩はあなたの弟子であり私の兄です。地蔵は、地獄が空になるまであらゆる生き物たちを救い出す仕事をけっしてやめないという、深遠な誓いを立てた偉大なる菩薩です。地蔵とは、まさに菩薩にふさわしい名です。大地を蔵する者——そこには安定と、拡張と、すべてのものを含み、包み込む力が含まれます。

苦痛や苦しみには果てがありませんが、地蔵の深い願いと、生き物たちを苦しみから救い出す行動にも限りはありません。苦しみがある限り、その原因となる苦痛が必ずあります。菩薩たちは、苦しみから生きとし生けるものを救う働きをけっしてやめません。

私たちの地球には、地蔵菩薩のような人間が必要です。私自身もその菩薩を助けたいのです。あらゆるところに、誤解と、憎しみと、暴力という地獄の世界が見えます。それでもなお、地獄を消し去ろうと励む多くの菩薩が見えます。

わが師ブッダよ。かつてあなたは、羅睺羅《らごら》尊者に大地のように生きなさいと教えたことがありました。「羅睺羅よ、大地のような存在になることを学びなさい。たとえば、よい薫りのする混じりけのない香水や、香り高いミルクのような液体を注がれ、まき散らされても、大地は得意になったりはしない。また、不潔で嫌な臭いのする糞尿や、血や膿、痰などを注がれても、大地は怒りや憎しみや羞恥心をもったりはしない。大地とは、すべてを受け入れ、抱き取り、変えてしまう力をもった存在なのだ」

地蔵菩薩もまた、大地と同じ安定と包容のエネルギーを備えた存在で、あらゆるものを抱き取り変容させることができます。私も地蔵菩薩や羅睺羅尊者のように、大地にならって生きることを学ぼうと思います。私たちだれもが、恥、悲哀、無気力などの苦しみの感情をもっています。

私が大地に触れるとき、大地は私がもつあらゆる恥、悲哀、疲れ、痛みとともに私を受け止めてくれます。大地の支えによって私は、これらの恥、無気力、痛みの感情を少しずつ変容させていきます。そのうち地上と私の心の中には、愛と喜びの果実が実ることでしょう。

苦しむ者すべてを、その偉大なる安定と力強さで包む地蔵菩薩、そして自分の深い理解の力をつつましく隠している羅睺羅尊者を讃えます。

＊　＊　＊

――鐘を招いて、大地に触れる

# 大地はゆるぎないよりどころ

## No. 41

世尊であるブッダよ。菩提樹の根元での成道の直前、魔王マーラが姿をあらわし、あなたの誓願をくじこうとして問答をしかけました。

「もっとも偉大な目覚めの果実を得ることができるなど、なぜそんな大それたことを考えつくのか？　数え切れぬほどの人生を修行に費やした者でさえ、一日で成道を遂げられるなどとは、思いもしないだろう。おまえの言うことが本当だと証すことができる者などいるのか？」

わが師ブッダよ。マーラからこのように問いかけられたとき、あなたは右手を降ろして大地に触れ、こう言いました。「大地が私の言葉を真実だと証してくれる」。そのとたん大地が震え、マーラは退散しました。

わが師ブッダよ。右手を大地につけてどっしりと座るあなたの像を見ると、私の心に深い尊敬の念が起こります。† その座像を目にするといつでも感動を覚えます。大地は、あなたの数え切れぬ転生を目にしてきました。あなたの求道の実践は、どの転生においても実りあるものでした。

わが師ブッダよ。地球は、あなたのすばらしき化身を幾万回もあらわすために身をあずけられる、ゆるぎない基盤でした。かつてあなたは燃燈仏《ねんとうぶつ》であり、未来には弥《み》勒《ろく》となるでしょう。それぞれの転生で、あなたは大地から生まれ、大地へと身を帰しました。私もまた大地に身をあずけ、それによってあなたの安定と大いなる受容のエネルギーを身に着けます。

〈ブッダを讃える〉

宝石ブッダは永遠に輝く
数え切れない転生を通して、ブッダは悟った
ブッダの座る美しくゆるがぬ姿が、山や川の中にも見える
霊鷲山《りょうじゅせん》の壮麗なこと！

ブッダの第三の眼から美しい光が放たれる
それは六つの暗き道（無明）を照らす
続くナーガプシュパは

ブッダの法と実践を引き継ぐ結集《けつじゅう》
私たちは帰依する、常在するブッダに

わが師ブッダよ。座り、歩き、横たわることによって大地に触れながら、私はあなたのエネルギーを実感し、如来の仕事を引き継いでいくことができます。

＊　＊　＊

わが師ブッダよ。大地と深く触れ合い、その限りない安定と抱擁力を私が感じられるよう、三回大地に触れさせてください。

——鐘を招いて、大地に触れる

No. 42

# 大地のようにたくましく

わが師ブッダよ。私はあなたの励ましの言葉を受け取りました。私は大地にどっしりと座り、深く静かにそこに触れる実践をします。

〈大地に触れる祈り〉†

ここに木の根元が空いている
だれもいない、静かな場所に
小ぶりの座蒲《ざふ》が置いてある
ひんやりとした緑の草も生えている
わが子よ、あとは座るだけ

背筋を伸ばして
ゆるぎなく座りなさい
心安らいで

考えごとに心をさらわれぬよう
大地にしっかりと触れるよう座りなさい
大地とひとつになるがごとく
わが子よ、そのときあなたはほほえむだろう

大地はあなたにその安定を授けてくれる
安らぎと喜びも
呼吸への気づきとともに
安らいだほほえみを浮かべ
大地に触れる印《いん》を結びなさい

ときにはうまくいかないこともある
かつてあなたは大地に座りながら
まるで宙に浮かぶよう
生死の循環《めぐり》の中にさまよい
幻の大海の中で浮き沈みしていた
けれど大地はいつでも辛抱強く
変わらぬ心でいてくれた
そして今もあなたを待つ

この無限の転生を
待ち続けていたのだから
だからどんなに長くとも
大地が待てぬことはない
大地はいつでも喜んで迎えてくれる
つねに新たに生き生きとして
まるではじめてというように
愛はけっして「もうこれ限り」とは言わぬもの
大地は愛情深い母だから
限りなくあなたを待ち続ける

帰りなさい大地に、わが子よ
あなたはあの木と同じ
魂の葉、枝、花は、新たに生き生きとよみがえる
大地に触れる印を結ぶそのときに

わが子よ、まだ見ぬ道があなたを待っている
草とかわいらしい花々におおわれた道が
香しい田んぼのあいだに伸びていく

あなたが母の手をとり歩んだ
今も心に残るその道が

わが子よ、考えごとに心をさらわれぬよう
一瞬ごとにその道に立ち返りなさい
最愛の友であるその道に
道はあなたに
力と安らぎを与えてくれるだろう

呼吸にたゆみなく気づいていれば
大地とのつながりは失われない
足で大地にキスするように
マッサージするように歩みなさい
あなたの残した足跡は
今の瞬間をここに呼び戻す
皇帝の押す印《しるし》
そこからいのちがあらわれる
血はあなたの頬を愛の色で染め
いのちの不思議が生まれる

あらゆる苦しみは安らぎと喜びに変わる

わが子よ、うまくいかぬこともときにはあった
だれもいない道を行き、あなたの心はさまよった
輪廻の循環にとらわれ
幻の世界に飲み込まれていたから
けれど美しき道は辛抱強く
あなたの帰りを待っていた
あなたがなじんだ誠実なその道は
いつかあなたが帰ると知っていた
あなたを迎えて喜ぶだろう
道ははじめてのときと変わらずに
ういういしく美しい姿でいるだろう
愛はけっして「もうこれ限り」とは言わぬもの

その道はあなた自身だ、わが子よ
だから待ってもけっして疲れない
その道を赤茶けたほこりがおおっても
落ち葉や凍てつく雪が積もろうと

その道に帰りなさい、わが子よ
私にはわかっているのだから
あなたがあの木であり、葉であり
幹、枝であることを
そしてういういしく美しい
あなたの魂の花は
大地に触れる印を結ぶとき
開くのだということを

これからは、座る瞑想や歩く瞑想によって大地に触れる実践をするたびに、大地をゆるぎない基盤とすることを誓います。

＊　＊　＊

わが師ブッダよ。私は大地に触れ、つねにそこから離れません。私はすべてを大地にあずけます。

——鐘を招いて、大地に触れる

# No. 43

# いのちの河

わが師ブッダよ。私の中に、先祖や子孫たちを含むいのちの河が流れているのがわかります。血縁と精神的な縁で結ばれた、すべての世代が私の中にあるのです。私はその人たちすべての継続です。分離した自分などありません。これが自分だ、これは自分のものだと考えることをすべて手放すために、私は瞑想を実践しています。そうしていのちの河とひとつになれるのです。私の中を流れる河と。

精神的な先祖とは、ブッダや菩薩の数々、実践をする聖なる集まり、そしてあらゆる世代の先師の方々です。この河には、生きているか亡くなったかにかかわらず、私の今生における精神的な師も含まれます。すべて私の中に存在していて、安らぎ、理解、愛と幸福の種を手渡してくれるのです。そのおかげで、私の中にはまだ未熟でも、安らぎ、喜び、洞察と慈悲の源があります。

精神的な先祖の河の中には、戒（教えを守る道）と理解と慈悲の実践がすべて成就した人たちもいます。かたや、まだ不完全な人たちもいます。そのどちらの先祖にも私は頭を垂れ、受け入れます。戒と理解と慈悲の実践の点では、私自身にも弱点や不完全さがあるからです。

私は心を開いて、戒と理解の実践が進んだ称賛に値するような人たち、付き合うことがむずかしく実践の進み具合にも浮き沈みのある人たち、どちらの精神的な子孫もすべて受け入れます。私は一族のうちの母方の先祖と父方の先祖のすべてを、あらゆる美徳、称賛に値する行動、不完全なところも含めて受け入れます。

私は心を開いて、すべての血縁の子孫を、その美徳、才能、不完全なところを含めて受け入れます。私の精神的な子孫と血縁の子孫、精神的な先祖と血縁の先祖は、残らず私の中に存在します。私は彼らで、彼らは私です。分離した自分はありません。私たちはみな、絶え間なく流れ目ざましく変化を続ける、すばらしいいのちの流れの中にいるのです。

＊　＊　＊

わが師ブッダよ。私は、自分が先祖や子孫と分離した人間であるという思い込みを捨てるため、そして彼らに対するいらだちや怒りをすべて手放すために、大地に三回触れます。

——鐘を招いて、大地に触れる

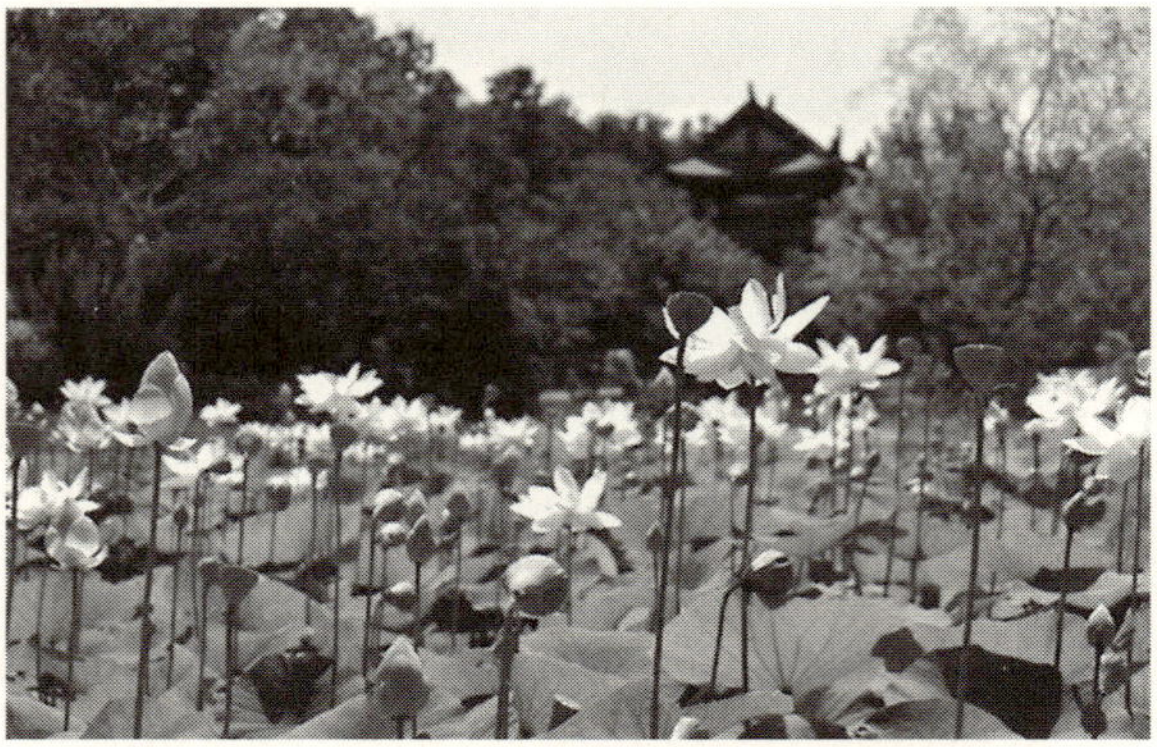

# あらゆる存在とひとつになる

No. 44

わが師ブッダよ。私は、すべての方角へと広がる驚くべきいのちの模様の一部です。私は、自分が一人ひとりの人間やあらゆる生物たちとしっかりとつながっていることがわかります。人類すべての、あらゆる生物の幸せと苦しみは、私自身のものです。

私は、生まれつき障害をもつ人たちや、戦争や事故や病気で障害を負った人たちとひとつです。私は、戦争、圧政、侵略によってとらえられた人たちとひとつです。また、家庭にも社会の中にも幸福を見つけられない人たちとひとつです。

彼らには根がありません。心の安らぎもなく、理解と愛に飢えています。そして、美しく、真実で、健やかな、頼れるもの信じるに足るものを求めています。

私は、死後の行き先がわからず恐れる、亡くなる間際の人たちとひとつです。私は、手脚が棒切れのように痩せた、未来が見えない貧困と病気の悲惨さの中で生きる子どもたちと一緒です。また、武器を貧しい国々に売りつける武器製造者とも一緒です。

私は池の中で泳ぐカエルです。そしてまた自らの体を養うためカエルを餌にする水ヘビです。私は芋虫であり、アリです。そして、芋虫やアリを食べようと追いかける鳥です。私は、切り倒される森であり、汚染される水や空気です。その森を切り、水や空気を汚す人間でもあります。すべての生物の中に私は存在し、すべての生物が私の中にいます。

私は、生もなく死もないという真理を証し、生と死、幸福と苦の誕生を静かな目で見つめることができる、偉大なる存在とひとつです。私は、この世界のさまざまな場所にわずかながら存在する、智慧に満ちたすばらしい人たちとひとつです。私は、人生を豊かにし癒してくれる、すばらしいものとつながる人たちとひとつです。愛の心と思いやりのある働きをする両腕で、この世界全体を抱きしめる人たちとひとつです。

私には安らぎと喜びと心の自由がたっぷりあるので、まわりのいのちある存在すべてに、恐れのない心と生きる喜びを与えることができます。私はひとりではありません。この世界の偉大な存在たちの愛と喜びが、私を支え、絶望に飲み込まれるのを防いでくれます。彼らは、私が心安らかで喜びに満ち、思い残すことなく深く生きられるよう助けてくれます。偉大な存在たちの中に私が見え、私の中に偉大な存在たちが見えます。

＊　＊　＊

わが師ブッダよ。私は、この世界に今いる偉大な菩薩たちとひとつであることを知るため、また彼らの膨大なエネルギーを受け取るために、三回大地に触れます。私はさらに、すべての生き物の苦しみとつながり、私の中に慈悲のエネルギーが生まれ育つように大地に触れます。

——鐘を招いて、大地に触れる

No. 45

# 限りのないいのち

わが師ブッダよ。地水火風の四大要素によってできているこの体と私自身は同じではなく、私は肉体を超えた存在です。私は、これまで何千年にわたって流れ続け、これから先何千年も流れてゆく、血縁と精神的な先祖と子孫の、いのちの河の流れ全体です。私は先祖や子孫たちとひとつです。

私は、数え切れないほどたくさんのかたちであらわれるいのちです。私は、安らぎと喜び、苦しみと恐れ、どちらももつ生き物たちともひとつです。私は、この世界のどこにでも存在します。私は過去に存在し、未来にも存在します。

たとえこの肉体が滅んでも、私には影響がありません。桜の花びらが散っても、桜の木が死ぬわけではありませんから。私は海の上の波と同じです。すべての波の中に私はあり、私の中にすべての波があります。波が起こっても消えても、海という存在に変わりはありません。

私のダルマの体（法身）と内面的な生活には、生も死もありません。この肉体が生まれる前にも、この肉体が滅んだあとにも、私の存在は見いだせます。今この瞬間にも、この肉体の外側に私の存在を認めることはできます。私の寿命は八十年や九十年ではありません。一枚の葉やブッダと同じく、私の寿命には限りがないのです。この肉体が、時間と空間の中に存在する、ほかのいのちのあらわれと分離しているという考えを超えることは可能です。

＊　＊　＊

わが師ブッダよ。私には生も死もないと理解し、この肉体がほかのいのちのあらわれと分離しているという考えを手放すために、私は大地に三回触れます。

――鐘を招いて、大地に触れる

# No. 46

# 生と死の波に乗る

わが師ブッダよ。あなたにこうして話しかけるとき、私は二千六百年前、釈迦としてあらわれた人を思い浮かべています。しかしあなたは、数え切れないほど多くの化身となって、今も存在しています。あなたは私の中に存在し、私自身もあなたの継続だと知っています。私はブッダの無数の化身のひとつなのです。

あなたのおかげで私の目は開き、ブッダは時間にも空間にも制約を受けず、無限の寿命をもっていると知りました。不生《ふしょう》を実現したゆえに、如来は生と死という外見の変化に影響を受けません。自分自身の不生不死の本質に触れ続けられれば、私もまた無限の寿命をもつことがきっとわかります。偉大なる菩薩たちと同じく、私も生と死の波に自由自在に乗ることができるでしょう。私が不生不死を実現したとき、生と死という外見上の変化は影響しなくなります。

私は、努めて実践することをあなたに誓います。実践の時間と機会を奪う世俗的な用事や計画などに縛られません。どうか私を見守り支えてください。大地に触れ、私はこの実践を通して、ブッダが耳を傾け支えてくれることへの感謝をあらわします。

＊　＊　＊

私は真如から生まれ出た如来の無限なる寿命を知り、私の寿命もまた無限であることを知るために、大地に三回触れます。

——鐘を招いて、大地に触れる

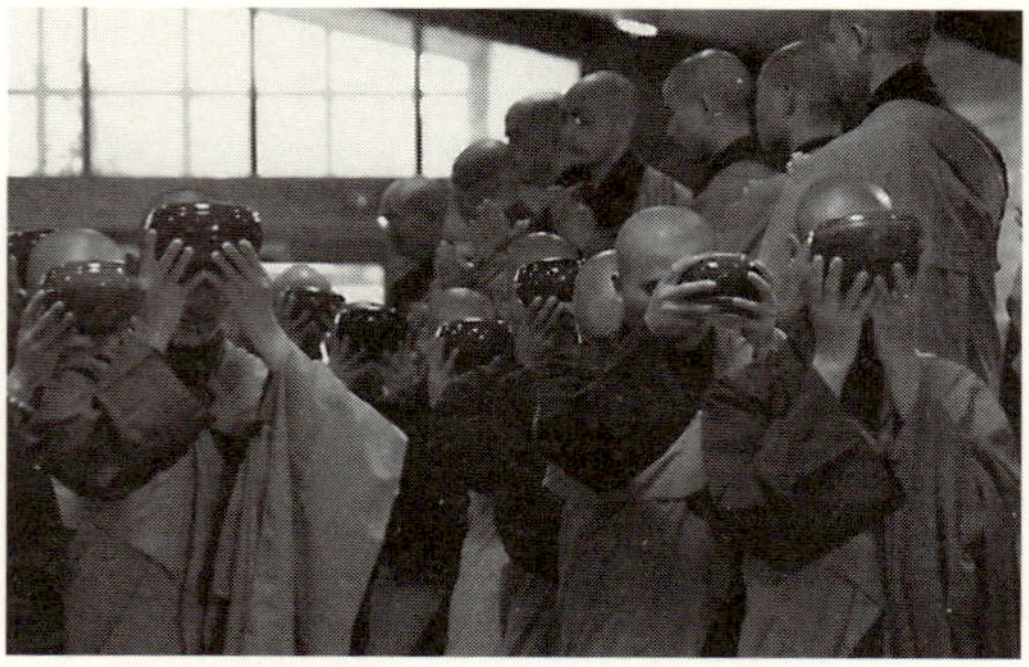

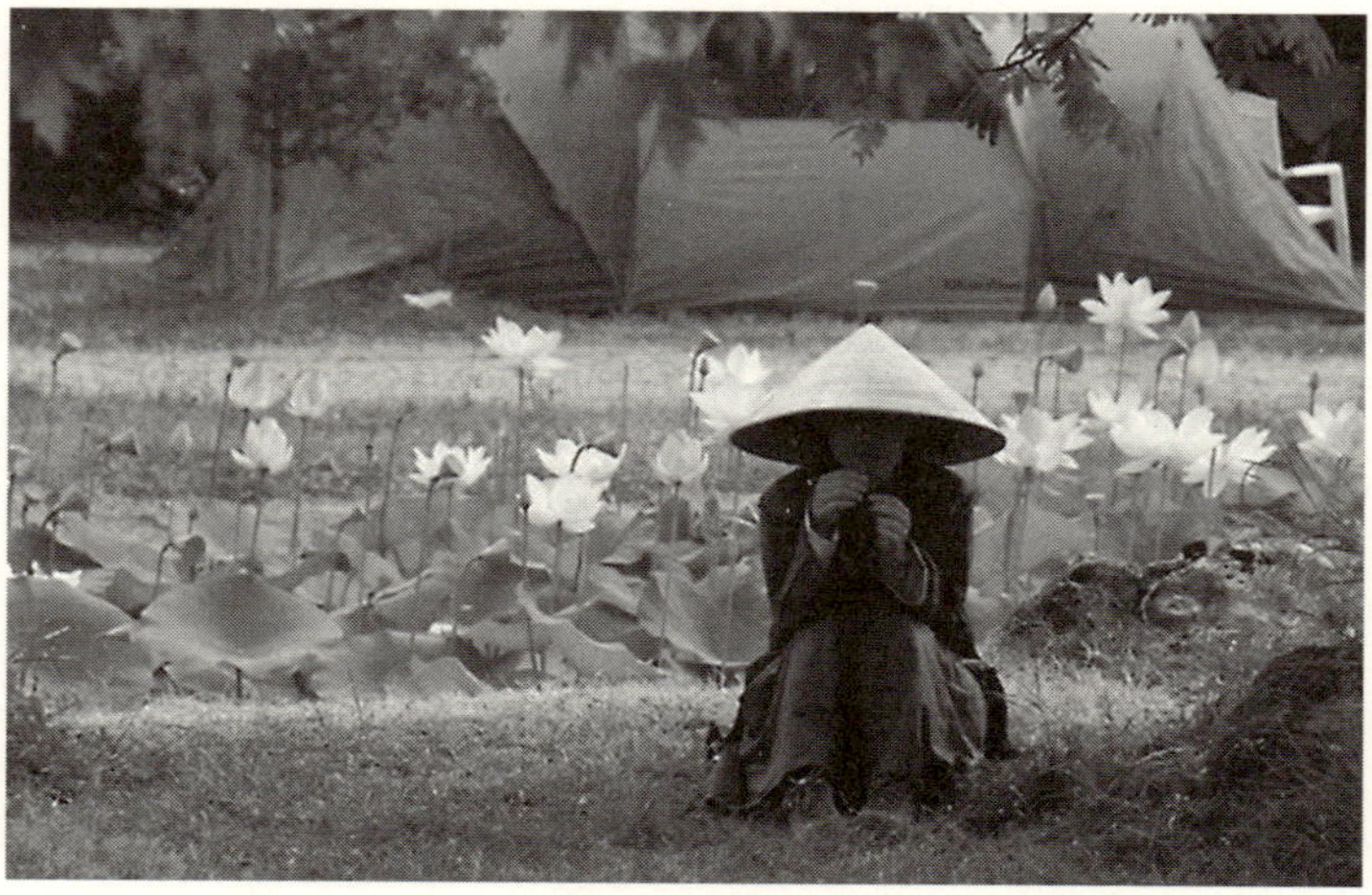

# 四種の栄養についての教え（子肉の喩《たと》え）

ブッダがシュラヴァスティ近郊にあるジェータ林のアナータピンディカ僧院（祇園精舎）に滞在しているおりに、私はこの説法を聴いた。

ある日、ブッダが比丘たちに聞いた。「生きとし生けるものが育ち、いのちを継いでいくために必要な、四種の栄養がある。その四つとは何か？　初めに物質的な食べ物（段食《だんじき》）、そして感覚から生まれる感情という食べ物（触食《そくじき》）、意思という食べ物（思食《しじき》）、意識という食べ物（識食《しきじき》）である」

「比丘たちよ。修行者は、食べ物に対してどのような見方をすべきか？　ひとりの幼子をもった若い夫婦がいた。彼らはその子を目に入れても痛くないほど可愛がり育てていた。

あるときふたりは外国に稼ぎに行こうと、子どもを伴って旅することにした。そのためには、さまざまな困難と砂漠の危険が待っている。旅の途中で食料が尽き、彼らはひどい飢えにさいなまれた。

解決策は見あたらず、ふたりは話し合った。『私たちには、心から愛するたったひとりの息子がいる。もしこの子の肉を食べれば私たちは生き延び、この生きるか死ぬかの窮地を何とか乗り切ることができるだろう』。そう話したあと彼らは息子を殺し、苦悩の涙を流し歯を食いしばって、わが子の肉を食した。それもこれも、ただ生き延びて砂漠を出るためだった」

ブッダは尋ねた。「この夫婦が息子の肉を食べたのは、おいしさを味わうため、さらに自分たちがより美しくなるための栄養にしたかったからだと思うか？」

比丘たちはこれに、「いいえ、尊い師よ」と答えた。

さらにブッダは続けた。「この夫婦は、生き延びて砂漠の窮地を脱するために、息子の肉を食べざるを得なかったのか？」

比丘たちは、「そうです、尊い師よ」と答えた。

そこでブッダは説いた。「比丘たちよ。食べ物を口にするたびに、それを自分自身の子どもの肉に見立てる練習をしなさい。そうして瞑想することにより、はっきりとした洞察と理解が訪れ、食べ物に対する誤った考えは終わり、感覚的な快楽への執着が解けるだろう。感覚的な快楽への執着が変容すれば、この訓練と実践に励む聖なる弟子たちにとって、快楽の五つの対象*にかかわる心の形成物は生じなくなる。心の形成物に縛られ続けるかぎり、私たちはこの俗界に帰ることを繰り返すのだ」

「修行者は、感覚から生まれる感情という食べ物について、どのように瞑想すべきか？　皮膚のはがれた牛がいた。その牛が行くところ、どこでも虫や蛆が、土の中から、埃や植物から出てきて、牛の体に取りつき血を吸った。地面に寝そべれば、蛆がそこから出てきて取りつき血を奪う。寝ていても立っていても牛はいらだち、苦痛をこうむった。

感覚から生まれる感情という食べ物を摂るときには、これと同じように観ることを学ばねばならない。そうすれば洞察と理解が訪れ、感覚から生まれる感情という食べ物に対する誤った考えは終わる。この洞察によって、三種の感覚*に対して執着することはなくなるだろう。三種の感覚に対して執着することがなくなれば、するべきことがすでになされたゆえに、聖なる弟子たちの苦闘は終わる」

「修行者は、意思という食べ物について、どのように瞑想すべきか？　村または大きな町があり、その近くに炉の中に燃える熾火《おきび》があった。そこには煙は立たず、赤々と燃える残り火だけがあった。

ここに、智慧を十分に備え知性のある男がいた。かれは苦を避け、幸福と安らぎのみを求めていた。死を望まず、生きることだけを欲した。彼はこう思った。『あの場所の熱はそうとうなものだが、煙が立たず炎が上がってもいない。それでもあの炉の中に入ったなら、疑いなく私のいのちはない』。そうわかったので、男はその大きな町、または村を離れてよそへ行く決心をした。

修行者も、意思という食べ物についてこれと同じように瞑想すべきだ。こうして瞑想することにより、洞察と理解が訪れ、意思という食べ物に対する誤った考えは終わるだろう。この理解に達すれば、三種の煩悩*は終息する。三種の煩悩が終われば、するべきことがすでになされたゆえに、訓練と実践を続ける聖なる弟子たちが取り組むべき課題はもうなくなる」

「修行者は、意識という食べ物について、どのように瞑想すべきか？　王に仕える兵士たちが、ひとりの罪人をつかまえた。そして縛り付け、王の前に引き出した。罪状は窃盗で、罪人はたくさんの人間に三百本のナイフで体を刺されるという刑に処せられた。彼は日夜恐怖と痛みに悩まされた。

意識という食べ物に対しても、修行者はこれと同じように観なければならない。そうすれば洞察と理解が訪れ、意識という食べ物に対する誤った考えは終わる。意識という食べ物に対する理解を得たとき、するべきことがすでになされたゆえに、訓練と実践を続ける聖なる弟子たちの苦闘は終わる」

ブッダがこう説くと、比丘たちは喜んでその教えを実践に移した。

（雑阿含経三七三†）

## 蛇をより巧みにつかまえることを知るための教え（蛇喩経《じゃゆきょう》）

ブッダがシュラヴァスティ近郊にあるジェータ林のアナータピンディカ僧院（祇園精舎）に滞在しているおりに、私はこの説法を聴いた。

そのとき、出家したのち鷹匠になったアリッタという比丘がいて、ブッダの教えを誤ってとらえ、感覚的快楽は瞑想の妨げにはならないという誤った知見をもった。

これを聞いたほかの多くの比丘たちは、アリッタにこう聞いた。「友なるアリッタよ、あなたはブッダが感覚的快楽が瞑想の妨げにならないと教えられたと、本当に思っているのか？」これにアリッタは、「友よ、その通りだ。感覚的快楽が瞑想の妨げになるとブッダは考えておられない、そう私が思っているのは事実である」と答えた。

比丘たちはアリッタを戒めて言った。「友なるアリッタよ、あなたはブッダの教えを曲解し、誹謗していると言ってもいい。世尊はけっして、感覚的快楽が瞑想の妨げにならないなどとは言われなかった。実際にブッダは、多くの喩《たと》えを挙げて、感覚的快楽が瞑想の妨げであることを説いている。その誤った見方は捨てなさい」

このように仲間の比丘たちに忠告されたにもかかわらず、アリッタは彼の考えを取り下げようとはしなかった。比丘たちは三回彼の誤った考えを捨てるように言い、アリッタはそれを三回拒んだ。そして自分こそ正しく、ほかの者が間違っていると主張したのである。

　こうした忠告もまったく功を奏することなく、比丘たちは立ってそこをあとにした。そしてブッダのもとへ行き、彼らが見聞きしたことを逐一報告した。ブッダはアリッタを呼び、諭すと同時にほかのすべての比丘に説いた。

「比丘たちよ。あなたがたが人に教えたり実行に移す前に、私の教えを余すところなく理解しておくことが肝心だ。私が説くことのうち、その意味が少しでもわからないことがあれば、私に聞くか、ダルマについて経験の長い僧のひとりに、またはその問題についてすぐれた実践を積んでいる者のひとりに聞きなさい。

　教えの実質を理解できない者は、つねにいくらかはいる。事実、意図されたのと真反対に解釈される場合もある。教えが詩や散文であれ、予言であれ、短くまとめた詩でも、それらが組み合わされた創作でも、直喩でも、こぼれた呟きでも、引用や、前世譚や、すばらしい出来事や詳しい解説、または定義によって解き明かされることでも同様だ。

　心の解放のためではなく、自分の好奇心を満たし議論に勝つためだけに学ぶような者は、つねにいくらかはいる。そんな気持ちでは、教えの本当の精神はつかめない。そうした者は大変な苦難に会い、問題を背負うがそこから得るものは少なく、しまいには疲れ切ってしまうだろう」

「比丘たちよ。そのような学び方をする者は、野原で毒蛇をつかまえようとする者にたとえられよう。もし手を出せば、蛇は彼の手や脚や体のどこかにかみつくかもしれない。このように蛇をつかまえようとしても、何の益もなく苦しみがあるばかりだ」

「比丘たちよ。私の教えを誤ってとらえることも、これと同じだ。正しくダルマを実践しなければ、その意図とは正反対の解釈をしてしまうかもしれない。

　しかし賢明に実践をするなら、教えの実質をまるごと理解し、きちんと解き明かすこともできるだろう。目立つためや人と議論するために実践してはならない。解放のためにするのだ。そうすれば、痛みもなく、消耗もしない」

「比丘たちよ。ダルマを学ぶ賢い修行者は、干し草用のフォークで蛇をつかまえる者にたとえられる。野原で毒蛇を認めたとき、彼はその蛇の頭部の真下にフォークを突き刺し、ついで手で蛇の首をつかむ。そうすれば、もし蛇が体を回して彼の手や脚や体のほかの部分をかもうとしても、できないだろう。これがより巧みに蛇をつかまえる方法である。こうすれば痛みはなく、消耗もない」

「比丘たちよ。ダルマを学ぶよき家庭の子弟は、教えの実質を理解するために最上の技巧を用いる必要がある。子弟たちは、自慢や討論や論争のためではなく、ただ解放という目的のためだけに学ぶべきだ。こうして智慧によって学べば、彼らは苦しんだり、消耗することはなくなる」

「比丘たちよ。筏を手放すべきときになって、不必要にそれに執着しないことがいかに大切か、これまで私は何度も話してきた。山の清流があふれ出し、瓦礫を巻き込んで激しい奔流となるとき、その川を渡ろうとする者は考える。『この激流を一番安全に渡る方法はないものか？』と。

川をよく観察したのち、その者は枝や草を集めて筏を作ろうとするかもしれない。それに乗って向こう岸へ渡ろうと。そして向こう岸につき、こう考える。『この筏を作るのにずいぶん時間をかけ、手間もかかった。今やかけがえのない財産だ。この先旅の道連れに運んでゆくことにしよう』

もしもこの者が筏を肩か頭に載せ歩いて運ぶなら、比丘たちよ、これは賢いやり方といえるだろうか？」

「世尊よ、とんでもありません」と比丘たちは答えた。

ブッダはさらに続ける。「もっと賢い方法はなかったろうか？ たとえば、『筏は川を安全に渡るのに役立った。だれかが来て私と同じように使えるために、これを川岸に置いていこう』と考えることもできたはずだ。こちらのほうが、はるかに賢いやり方ではないだろうか？」

「世尊よ、その通りです」と比丘たちは答えた。

ブッダは説いた。「筏についてのこの教えを、今まで私は何度も話してきた。誤った教えについてはいうまでもなく、真の教えさえもすべて手放すことの重要性を覚えてもらうためにだ」

「比丘たちよ。物のとらえ方には、六つの基盤がある。私たちが捨てなければならない認知の誤りの出処には、六種類あるという意味である。その六種とは何か？

最初に、物体がある。その物体が過去、未来、今のいずれに属するか、自分自身のものかだれかのものか、細やかであるか粗大であるか、醜いか美しいか、近くにあるか遠くにあるか、そういったことに関係なく、それは私の所有物ではなく、私ではなく、我《が》（存在の実態）でもない。比丘たちよ。真理につながる物体を見抜けるように、深く見つめなさい」

「二番目は、感覚である」

「三番目は、認知（もののとらえ方）」

「四番目は、心の形成だ。こうした現象が過去、未来、今のいずれに属するか、自分自身のものかだれかのものか、細やかであるか粗大であるか、醜いか美しいか、近くにあるか遠くにあるか、そういったことに関係なく、その現象は私の所有物ではなく、私自身ではなく、我でもない」

「五番目は、意識である。私たちが見る、聞く、認知する、知る、ここで認識する、観察する、この瞬間またはどんなときにでも思考すること、それらすべては私たちの所有物ではなく、私たち自身ではなく、私たちの存在そのものでもない」

「六番目は、この世界である。『この世界こそが我だ。我とは世界だ。世界は私だ。私は死んだ後でも変わらずに存在し続けるはず。私は永遠なる存在。けっして無くなることはない』と考える者もいる。

瞑想すれば、この世界は私の所有物ではなく、私ではなく、我でもないとわかる。真理につながるこの世界を見抜けるように、深く見つめなさい」

これを聞いたひとりの比丘が立ち上がり、右肩をはだけ*恭しく合掌してブッダに尋ねた。「世尊よ。恐れや心配は、心それ自体の中から生まれうるものでしょうか？」

ブッダは答えた。「そうだ。恐れや心配は、心それ自体の中から生まれうる。あなたが、『以前は存在しなかったものが、あるときから存在するようになった。しかし今はすでに消え去ってしまった』と考えるとき、あなたは悲しみ、混乱し失望するだろう。

これが、恐れや心配が、心それ自体の中から生まれてくる経緯である」

同じ比丘がさらに尋ねた。「世尊よ。心それ自体の中から生まれてくる恐れや心配を、あらかじめ防ぐ手立てはないものでしょうか？」

ブッダは答えた。「心それ自体の中から生まれてくる恐れや心配をあらかじめ防ぐことはできる。あなたが、『以前は存在しなかったものが、あるときから存在するようになった。しかし今はすでに消え去ってしまった』と考えなければ、あなたは悲しまず、混乱や失望をすることはないだろう。これが、心それ自体の中から生まれてくる恐れや心配を、あらかじめ防ぐ方法である」

「世尊よ。恐れや心配は、外部の何かを原因として生まれうるものでしょうか？」

ブッダは説いた。「恐れや心配は、外部の何かを原因として生まれうる。あなたが、『これは私だ。これが世界だ。これは私自身で私は永遠に存在を続ける』と考えるとする。そのときにブッダやその弟子に出会い、高慢さや心の結び目（サムヨジャーナ）やエネルギーの漏れをなくすという点から、体、自分、そして自分が対象とするものの手放し方を、その理解と智慧によって説かれたとしよう。

あなたは、『世界の終わりが来た。私は何もかも手放さなくてはならない。私は世界ではなく、私は私自身ではなく、これは我でもない。私は永遠の存在ではない。死ねば私は完全に消え去ってしまう。もう楽しみに待つこともなく、喜べることもなく、思い出すこともない』と考える。そして、あなたは悲しみ、混乱し失望するだろう。これが、恐れや心配が、外部の何かを原因として生まれる様子だ」

ブッダは比丘たちに聞いた。「比丘たちよ。五蘊《ごうん》および我は、永遠で、不変であり、滅びることはないのだろうか？」

「いいえ、尊い師よ」

「心配、消耗、悲しみ、苦しみ、失望などを伴わずに、執着によって取っておくことのできるものなどあるだろうか？」

「いいえ、尊い師よ」

「心配、消耗、悲しみ、苦しみ、失望などを伴わずに、人が帰依することのできる我への見方はあるだろうか？」

「いいえ、尊い師よ」

「比丘たちよ、あなたたちの答えの通りだ。我という考えがあれば、その我に属する考えが生じる。我という考えがなければ、その我の実態に属する考えも生じない。我とそれに属するものとは、とらえられないものをとらえようとし、作れないものを作ろうとすることにもとづく、ふたつの見方である」

「こうした誤った見方は、私たちがとらえることも作り上げることもできず、リアリティに根をもたない考えにつかまった瞬間に、私たちが心の結び目に縛り付けられる原因になる。誤ったものの見方がある、という事実が理解できたろうか？　そんな見方の誤りが、比丘アリッタにもたらした結果がわかるだろうか？」

ブッダは続けた。「もし比丘が、誤った見方の六つの基盤*をよく見つめれば、『私』とか『私のもの』という考えは浮かばず、今生の束縛から自由になることができるだろう。今生の束縛から自由になることができれば、恐れはなくなる。恐れがなければ、涅槃を得ることができる。

こうした者は、生と死に苦しめられることはもうない。聖なる人生を生きることができ、すべきことはなされ、それ以降生と死の繰り返しはなくなる。そして、ありのままのすべての真実が知られるのだ。

このような比丘こそ、堀を埋め、その堀を渡り、敵の要塞を打ち破り、扉のかんぬきをはずし、最上の理解の鏡を直接覗き込むことができる者である」

「比丘たちよ。これが、如来および解放を実現した者たちの道である。インドラ、プラジャパティ、ブラフマー、またそれらを取り巻く神々でさえ、どれだけ目を凝らしてみても、如来の意識の痕跡も基盤も見つけることはできなかった。

如来は、爽やかさと冷静さの高貴なる泉である。その状態では、いかなる熱狂も悲しみも存在しない。隠遁者や祭司が私のこんな言葉を耳にすれば、私を責め、おまえの言うことは誤りであり、ゴータマという僧侶は虚無的な教理を唱え、現実に生きものたちは存在するのに、絶対的な無存在を説いていると言うだろう。

　比丘たちよ。如来はけっして彼らの言うようなことは説かなかった。じつは如来は恐れのない心に到達するため、ただ苦しみの終わりを説いたのである。責められ、批判を受け、侮辱され、または打たれても、如来は気にしない。怒ることはなく、憎しみを抱きつつ去ることもなく、仕返しをすることもない。

だれかが如来を責め、批判し、侮辱し、または打ったとしても、やり返すことなどあるだろうか？　如来自身、だれかから尊敬され、誉められ、供物を受けたとしても、如来はそれらのことを理由に喜ぶようなことはない。彼が考えるのは、「その人がそうするのは、如来が目覚めの果実を手に入れ、根本的に変わったからだ」ということだけだ。

　ブッダのこの説法を聴いて、比丘たちは大いに歓喜し、教えを実行に移した。

（中阿含経二二〇　中部二二）

## 白衣をまとった弟子についての教え（優《う》婆《ば》塞《そく》経《きょう》）

　あるときブッダが、在家の弟子アナータピンディカが寄進したシュラヴァスティ近郊のジェータ林の僧院（祇園精舎）に滞在していたおり、私はこの説法を聴いた。

　その日、アナータピンディカはブッダの在家の弟子五百人を伴い、シャーリプトラの住む庵を訪ねた。一行はシャーリプトラに敬意を表して頭を垂れ、恭しく一方に寄って腰を下ろした。尊者のその至妙な教えによって、みな歓喜し、三宝と真のダルマ（正法）の修行への確信を深めた。

　それからシャーリプトラ尊者と五百人の在家の弟子たちはブッダの庵を訪ね、シャーリプトラ、アナータピンディカ、五百人の在家の弟子たちはみな、ブッダの足元にひれ伏し、一方に寄って腰を下ろした。

　ブッダはすべての者たちが腰を下ろしたのを認めると、シャーリプトラに声をかけた。

「シャーリプトラよ、白衣をまとった在家の仏弟子たちが、もしも五つのマインドフルネス・トレーニングと四つの観想を学び実践するならば、今この瞬間の幸福にとどまる力を苦もなく得ることだろう。彼らは地獄や餓鬼や獣など、いかなる苦しみの道にも落ちることはないと知っている」

「そうした男女は預流果《よるか》*を成就し、暗き道に落ちる恐れをもつことはない。真の目覚めへの道を歩んでいる。彼らは、完全な解放を実現し苦を止滅する前に、神々や人間の世界へもう七回転生すればいいだけである」

「シャーリプトラよ、深く白衣をまとった在家の仏弟子たちは、五つのマインドフルネス・トレーニングと四つの観想をどのように学び実践するのか？」

「在家の仏弟子たちは、殺すことをやめ、殺すことを止滅する。あらゆる武器を手放し、人びとへの謙遜を身に着け、自分自身にも謙遜で、慈しみと思いやりを実践し、もっとも小さな虫に至るまであらゆるいのちあるものを守る。彼らは、心の中から、殺すという意思をことごとく取り除く。このように、在家の仏弟子たちは、五つのマインドフルネス・トレーニングのはじめのひとつを学び実践する」

「在家の仏弟子たちは、自分に与えられなかったものを取ることをやめ、与えられていないものを取ることを止滅させる。少しも見返りを期待することなく、寛大であることに喜びを見いだす。心は貪りや渇望に曇ってはいない。彼らは、みずからの誠実さを守ることを怠らず、心の中から、与えられなかったものを取るという意思をことごとく取り除く。このように、在家の仏弟子たちは、五つのマインドフルネス・トレーニングのふたつ目を学び実践する」

「在家の仏弟子たちは、性的な過ちを犯すことをやめ、性的な過ちを止滅させる。父か母のどちらかまたは父母に養育される者たち、姉や兄、義理の父母や、義理の親戚筋の者たち、同性の者、妻、娘、夫や息子、強姦された者、暴行を受けた者、または性的虐待を受けた者、売春を行った者、すべての人を守る。在家の仏弟子たちは、心の中から、性的な過ちを犯すという意思をことごとく取り除く。このように、在家の仏弟子たちは、五つのマインドフルネス・トレーニングの三つ目を学び実践する」

「在家の仏弟子たちは、真実でないことを口にすることをやめ、真実でない発言を止滅させる。本当のことしか言わず、真実を口にすることに喜びを見いだす。心をつねに真実にとどめる信頼に足る者であり、けっして人を欺かない。彼らは、心の中から、真実でないことを言う意思をことごとく取り除く。このように、在家の仏弟子たちは、五つのマインドフルネス・トレーニングの四つ目を学び実践する」

「在家の仏弟子たちは、アルコールを口にすることをやめ、飲酒を止滅させる。彼らは、心の中から、飲酒の習癖をことごとく取り除く。このように、在家の仏弟子たちは、五つのマインドフルネス・トレーニングの五つ目を学び実践する」

「シャーリプトラよ、在家の仏弟子たちはどのようにして四つの観想を成就し、今この瞬間の幸福にとどまる力を苦もなく容易に得ることができるのだろうか。

彼らは、ブッダに気づきを向ける実践をする。真如から来て真如へと帰る存在、すべての執着を離れ真に全き目覚めを得た者、完璧な理解と実践の人、善逝《ぜんぜい》*である者、この世をよく知り完璧に理解する者、至高なるものを成就した人、支配すべきを支配した者、人間や神々の師、目覚めた者、世尊であるブッダを。

このように瞑想するとき、不健全な欲はことごとく止滅し、心の中には不純で悲惨で不安な要素は二度と浮かんでこない。ブッダをよく観想することによって、彼らの思考は明晰になり喜びが湧く。そのとき四つの観想の最初のひとつにたどり着き、苦もなく容易に今この瞬間の幸福にとどまる」

「シャーリプトラよ、在家の仏弟子たちは、ダルマに気づきを向ける実践をし、このように瞑想する。ダルマは師なるブッダによって大いなる巧みさで説かれた。それは涼やかですがすがしく、時を超えた価値をもつ。在家の仏弟子がこのようにダルマを瞑想し深く見つめるとき、不健全な欲はことごとく止滅し、心の中には不純で悲惨で不安な要素は二度と浮かんでこない。ダルマを深く見つめることによって、彼らの思考は明晰になり喜びが湧く。そのとき四つの観想のふたつ目にたどり着き、苦もなく容易に今この瞬間の幸福にとどまる」

「シャーリプトラよ、在家の仏弟子たちは、サンガに気づきを向ける実践をし、このように瞑想する。如来の聖なる集まりは良き方向へと向かっている。それは正しい道のりの上にある。それはダルマを目指している。それは教えが説く生き方にならって実践する。その集まりの中では、四種の組み合わせと八つの段階*がある。

阿羅漢果《あらかんか》を成就した者と阿羅漢にたどり着きつつある者、不還果《ふげんか》を成就した者と不還にたどり着きつつある者、一来果《いちらいか》を成就した者と一来にたどり着きつつある者、預流果を成就した者と預流にたどり着きつつある者である。

如来の聖なる集まりは、マインドフルネス・トレーニング（戒）の実践、集中（定・三昧）の実践、洞察（慧）の実践を見事に成就した。解放を得て、自由なものの見方をする。彼らは、尊敬、称賛、奉仕、布施に値する。そこはだれにとってもすばらしい美徳の場である。サンガを深く見つめることによって、彼らの思考は明晰になり喜びが湧く。そのとき四つの観想の三つ目にたどり着き、苦もなく容易に今この瞬間の幸福にとどまる」

「シャーリプトラよ、在家の仏弟子たちは、マインドフルネス・トレーニングに気づきを向ける実践をし、このように瞑想する。

　マインドフルネス・トレーニングには、いかなる欠点も、弱点も、不浄も、不健全な部分もない。これらは私たちが如来の地に住む助けになる。マインドフルネス・トレーニングには、欺く要素はまったくない。それらは、どんなときでも称賛され、受け入れられ、実践され、聖なる者たちによって守られる。これらのトレーニングを深く見つめることによって、彼らの思考は明晰になり喜びが湧く。そのとき四つの観想の四つ目にたどり着き、苦もなく容易に今この瞬間の幸福にとどまる」

「シャーリプトラよ。このように実践する白衣をまとった仏弟子は、地獄や餓鬼や獣など、いかなる苦しみの道にも落ちることはないことを覚えなさい。彼らは、困難や誤った行いという道へと踏み外さない預流果を経験したのだ。その流れに身を浸せば、真の目覚めの方向へと行かざるを得ない。彼らは、完全な解放を実現し悲しみを止滅する前に、神々や人間の世界へもう七回転生すればいいだけである」

　ブッダはこのように説いた。シャーリプトラ尊者とそのほかの僧や尼僧、在家のアナータピンディカ、それに加えて五百人の在家の男女はこれらの言葉を聞き、歓喜して実践に移した。


（中阿含経一二八）

# 五つのマインドフルネス・トレーニング

1. いのちを敬う

　いのちを破壊することから生まれる苦しみに気づき、相互存在を洞察する眼と慈悲とを養い、人間、動物、植物、鉱物のいのちを守るための方法を学ぶことを誓います。私は、けっして殺さず、殺させず、自分の心と生き方において、世界のいかなる殺害行為も支持しません。有害な行為は、差別や二元的思考から生まれ、怒り、怖れ、貪り、不寛容から生じることを見抜きます。私は寛容さと差別のない心を育て、自分の見方に執着せず、自分の心と世界にある暴力、狂信、教条主義を変えていきます。

2. 真の幸福

　搾取、社会的不公平、略奪、抑圧による苦しみに気づき、自分の心、発言、行動をもって寛容さを実行に移すことを誓います。私はけっして盗まず、他に属するものを所有せず、私の時間、エネルギー、持ち物を、必要とする人と分かち合います。深く見つめる実践によって、他の幸福と苦しみは私の幸福と苦しみとひとつであること、理解と慈悲なしに真の幸福はありえないこと、富や名声や権力や享楽の追求は大きな苦しみと絶望をもたらしかねないことを理解します。幸福は外的な条件ではなく、心のもち方によって決まるものです。幸福になるための条件がじゅうぶんに備わっていることを思えば、今ここで幸せに生きることができます。私は正しい暮らし方（正命）を通して、地球に生きるものたちの苦しみを減らし、温暖化を軽減するよう働くことを誓います。

3．真の愛

性的な過ちによる苦しみに気づき、責任感を育て、個人、カップル、家族、社会の安全と誠実さを守る方法を学ぶことを誓います。性欲は愛ではなく、貪りによる性行動は、つねに自分と相手を傷つけることを知ります。真の愛と、家族や友人から認められた深く長期的なかかわりなしには、けっして性的な関係を結びません。力をつくして子どもたちを性的虐待から守り、性的な過ちからカップルや家族が崩壊しないよう努めます。体と心はひとつであることを理解し、自分の性的なエネルギーを適切に扱うことを学び、真の愛の四つの基本要素（四無量心）を育てます。真の愛を実践すれば、それがすばらしいかたちで未来につながっていくと信じます。

4．愛を込めて話し、深く聴く

気づきのない話し方と、人の話を聴けないことが生む苦しみに気づき、愛を込めて話し、慈悲をもって聴く力を育てます。自分をはじめとして、人びとや民族や宗教集団や国家間に存在する苦しみを見抜き、和解と平和をうながすことを誓います。言葉が幸せも苦しみも作り出すことを自覚し、信頼、喜び、希望を与える言葉を使って、誠実に話すことを誓います。心に怒りが生じているときはけっして話しません。マインドフルな呼吸と歩く瞑想によって、その怒りを認めて深く見つめる実践をします。怒りは、私自身の間違った認識と、自分と相手の苦しみへの理解不足から生まれる可能性を認めます。自分と相手が苦しみを乗り越え、困難な状況から出口を見いだせるような話し方、聴き方をします。確信のないことを言いふらさず、分裂や不和を引き起こすような言葉を発しません。誠実な勤勉さ（正精進）で私の理解、慈しみ、喜びと受容（平等心）を養い、意識の奥深くにひそむ怒り、暴力、怖れを少しずつ変えていきます。

### 5．心への栄養と癒し

気づきのない消費によって生じる苦しみに気づき、マインドフルに食べ、飲み、消費することを通して、自分と家族と社会に身心両面の健やかさを育てていくことを誓います。食べ物、感じ方、思い、意識という、四種の栄養の消費の仕方（四食《しじき》）を深く見つめる実践をします。私は賭けごとをせず、アルコール飲料、麻薬のほか、特定のウェブサイト、ゲーム類、テレビ番組、映画、雑誌、書籍、会話にいたるまで、毒を含むものをけっして摂取しません。今ここに戻るための実践を行って、自分の内とまわりの癒しと、滋養のあるすがすがしい要素に触れます。後悔や悲しみによって過去に引き戻されたり、不安や怖れや貪りによって今ここから離されないように気をつけます。消費に没頭することで、孤独や不安やその他の苦しみをごまかそうとしたりしません。相互存在の真理をよく見つめ、私の体と意識に、私の家族や社会や地球という集合的な身体と意識に、安らぎと喜びと健やかさをたもつような消費の仕方を実践します。

## 原注

12頁 †――聖母柳杏　ベトナムの民族信仰によれば、リュウ・ハンは不死なる四人の聖母のひとりで、天上国を治めると言われる。

†――常不軽菩薩　けっして人を見下さない菩薩。すべての存在の中に善良さと、幸福と、愛する力を認め、讃える。

†――地蔵菩薩　大地を蔵する菩薩。もっとも地下にある苦しみの領域まで降り、そこで人に光と笑みをもたらす。

15頁 †――浄土　大乗仏教では、苦しみのない場所という意味。清らかな土地。

†――天の王国や至福の地　浄土の別の呼び名。極楽。

18頁 †――如来　ブッダのまたの名であり、真如（究極のリアリティ）からやって来た者の意。

†――阿弥陀　浄土宗において、永遠の光であるブッダのこと。

21頁 †――オロリン・トゥゲネンシス　現人類につながる可能性のある、二番目に古いヒト科の祖先と考えられている。

22頁 †――天と地の意志　道教では、人間が従うべき宇宙の根本原理をこのように呼ぶ。

27頁 †――大地や空を恨み……　タオの宇宙観では、人間界と天を対比してとらえる。

†――蔵識　仏教心理学では、意識を八種に分類している。蔵識はそのうちのひとつで、苦、悲しみ、恐れ、幸福、慈悲などの可能性をはらむ種子が蒔かれる土地にたとえられる。

31頁 †――すばらしい観察による知恵　仏教心理学では、意識が智慧に変容し、現象の世界を分別を超えた洞察によって観るとき、すべてのものはひとつであることを悟る。

53頁 †――同等意識　同等意識の観念は、自分は他者と同等の価値をもつのだから、人と同様に扱われ、認められていいという強い思いである。しかし現実には、一人ひとりに違った性格や力や弱点がある。たとえば精神的な指導者は、それぞれの教え子の資質への理解によって、ニーズに応じて接し方をいくぶんか工夫する。彼らの精神性が開花するもっともよいサポートのためである。他者と同等に扱われたいという思いは、この場合障害になりうる。

57頁 †――感覚から生まれる感情という食物　六つの感覚器（目、耳、鼻、舌、体、意識）を通じての、視覚、聴覚、嗅覚、味覚、触覚、思考による摂取のこと。

69頁 †――**解き放たれて歩む**　車椅子を使用している実践者は、本文中の「歩く」を「マインドフルに動く」というように変えてもよい。こうして自分の状況に合わせて生きた実践になるよう、工夫すること。

†――**奇跡**　「地上を歩む奇跡」という言葉は、臨済語録からきている。臨済は九世紀の中国の僧であり、ティク・ナット・ハン（ベトナム臨済宗竹林派）の宗祖である。

72頁 †――ティク・ナット・ハンの詩集“Call Me by My True Names”（Parallax Press 未邦訳）より。

90頁 †――**私は恥じ入り……**　仏教では、恥に関して二種類の心の形成物があるとしている。ひとつは、過去の行動を悔やみ、それからのち行動を改めようと決意する健全なもの。もうひとつは、罪の観念として固定化し心の障害となるような恥のことである。

97頁 †――**菜食、または菜食に近い食事**　仏教の僧院では伝統的に、特殊な場合を除いて肉を食べることはなかった。特殊な場合とは、自分のいのちが肉によってしかたもたれない場合、またはブッダの時代のように出家に差し出すために殺されたのではない肉が布施された場合などである。現代では、非常に多種類の健全で栄養のある菜食のための食物を入手することが可能である。プラムヴィレッジの出家には菜食が求められるが、一般の実践者にとっては義務ではない。しかし、マインドフルで慈悲に満ちた生き方を目指すには、菜食、または一部菜食の食事法をとることが勧められる。

†――この経典の解説として、『リトリート　ブッダの瞑想の実践』（野草社）一三三ページ参照。

122頁 †――**マスターベーションの習慣も……**　仏教の定めるところでは、僧や尼僧は禁欲を守り、僧院の規則によりマスターベーションは禁じられている。マスターベーションは、一般の人びとにとってはそれほど有害とは言えないかもしれない。しかし度を越せば、それによって愛する心と慈悲による行動である「菩提心」を育てるために使われるべきエネルギーが枯渇してしまう。性エネルギーが生まれるごとにそれに気づき、それを受け止めながら呼吸に集中すれば、その方向づけを変えることができる。

124頁 †――**性的な過ちについての第三のマインドフルネス・トレーニング……**　性的な過ちを犯さないこと、自分のもてる力をすべて発揮して子どもたちを性的虐待から守ること、パートナーどうしや家族の絆が性的な過ちによって壊されるのを防ぐことを決意する。性的な過ちによる大きな苦しみに終止符を打つには、自分の行いを改めるだけでなく、集合的な目覚めが必要である。この瞑想は、その点を重要視して書かれた。

128頁 †――**僧や尼僧は……**　入門したての僧・尼僧向け

の、マインドフルな礼節についての全容と詳細は、“Stepping into Freedom”（Parallax Press 未邦訳）参照。

137頁 †――蛇をより巧みにつかまえることを知るための教え　この経典と解説についてはティク・ナット・ハン著“Thundering Silence”（Parallax Press 未邦訳）参照。

139頁 †――白衣をまとった弟子についての教え　この経典と解説についてはティク・ナット・ハン著“For a Future to Be Possible”（Parallax Press 未邦訳）参照。

153頁 †――右手を大地につけて……　この腕の力を抜き膝から垂らして大地に触れる姿勢は、大地に触れる触地印〔そくぢいん〕として知られる。

156頁 †――〈大地に触れる祈り〉“Call Me by My True Names”（Parallax Press 未邦訳）所収。

175頁 †――雑阿含経三七三　この経典についての解説は『リトリート　ブッダの瞑想の実践』（野草社）一三三〜一四三ページ参照。

## 訳注

2頁 *――新たな出直しの儀式　ジー・シュワン師（八一一〜八八三年）によって編まれた「新たに出直す典礼」によるもの。唐の時代を生きた彼は「国家の師」とも呼ばれた。この儀式は通常、「水による新たに出直す儀式」や「慈悲による新たに出直す儀式」、または「水による新たに出直すための慈悲三昧の儀式」と呼ばれる。

3頁 *――マインドフルネス　今ここに意識を置き、思考による判断をせずに、注意深く、入念に、現象のありのままの様子をとらえること。つねにその意識を忘れず保持することも含む。

18頁 *――スールヤ、スンナー　スールヤはヒンドゥ教の太陽神、スンナーはイスラームの預言者ムハンマドのたどった道のこと。

32頁 *――四衆　僧・尼僧・在家の男女（優婆塞〔うばそく〕・優婆夷〔うばい〕）というように、仏教の実践者を四グループに分けたもの。四部衆ともいう。

*――鐘を招いて　プラムヴィレッジでは、鐘の音は私たちを今ここへと連れ戻す「ブッダの呼び声」と考える。そこで、自分が「鳴らす」のではなく、こちらへ「招く」と言う。

34頁 *――カピラ城　ブッダが修行に出る前まで釈迦族の王子として住んでいた城。場所は現在のネパールとインド国境のあたりと言われている。

*——**三昧**　サマーディの漢字表記。瞑想において集中が非常に深まった状態。

*——**霊鷲山や祇園の森**　どちらもインド北部にあり、ブッダの僧院があった場所。

*——**釈迦牟尼仏陀**　仏陀の呼称のひとつ。釈迦族の聖者である目覚めた人の意。

36頁 *——**サンガ**　伝統的には、仏教で言う「仏法僧」のうちの僧侶の集団のこと（在家の修行者を含む場合もある）。プラムヴィレッジでは、マインドフルネスの瞑想をする実践者の集まりをさしている。

*——**プラセーナジット王**　当時強大だったコーサラ国の王。夫婦でブッダに帰依し、サンガをサポートし続けた。

37頁 *——**ダルマ**　仏法僧のうちの「法」のこと。ブッダの説いた真理の教え、宇宙の普遍的な法則をさす。

*——**燃燈仏**　ブッダの前世での化身のひとつ。未来に自分がブッダになるとの予言をした。肩に炎をもつ姿であらわされる。もとの名はディーパンカラ。

39頁 *——**毘婆尸仏**　ブッダが登場するまでに七人の仏（過去七仏）が存在したとする中で、もっとも古い仏。もとの名はビパシュイン。

42頁 *——**相互存在**　ティク・ナット・ハンは、インタービーイングという造語であらわしている。仏教では、「相依・相即〔そうえそうそく〕」「縁起〔えんき〕」「一即多・多即一」などと言われる。

43頁 *——**偈**　パーリ語では「ガーター」という。仏教の教えを短詩にしてわかりやすくあらわしたもの。

53頁 *——**迦葉仏**　過去七仏の六番目の仏で、ブッダの直前に出現した。もとの名はカシュヤーパ。

*——**弥勒菩薩**　釈迦の次にあらわれることになっている未来仏。名は「慈しみの菩薩」の意。もとの名はマイトレーヤ。

57頁 *——**口から取り込む食物……**　この四種の食物を四食〔しじき〕と呼ぶ。くわしくは『リトリート　ブッダの瞑想の実践』（野草社）一三三ページ参照。

58頁 *——**文殊菩薩**　ブッダ入滅後に出現したと言われる智慧をつかさどる菩薩。般若波羅蜜（深遠なる智慧）を解き、般若経を編纂したと言われる。もとの名はマンジュシュリー。

*——**普賢菩薩**　あらゆるところに出現し生類を救う行動の菩薩。また女人成仏を説く。もとの名はサマンタバドラ。

59頁 *——**五つの確認**　常習観察経（増支部五）に見られる教え。「老・病・死・別離・業」の五つをつねに心にとめるよう説かれている。

*——**体、言葉、心**　身口意の三業（三つのカルマ）のこと。

61頁 *――摩訶目犍連　すべての学問に精通し、神通力第一と言われたブッダの十大弟子のうちのひとり。もとの名はマハ・モッガラーナ。マハは「偉大な」の意で、とりわけすぐれた弟子につけられたもの。

62頁 *――羅睺羅　ブッダの実子であったが、出家して弟子になった。不言実行の人でつねに謙遜であったという。もとの名はラーフラ。

65頁 *――舎利弗　ブッダの直弟子の中で智慧第一と言われた。筆頭の目犍連とともに、二大弟子とも呼ばれる。もとの名はシャーリプトラ。

*――阿難　ブッダの十大弟子のひとり。つねにブッダに付き添い、その教えを記憶して経典編纂に活躍した。もとの名はアーナンダ。

67頁 *――倶那含牟尼仏　過去七仏の五番目の仏。金色をした仙人の意。もとの名はコナカムニ。

75頁 *――持地菩薩　名は大地を支え持つという意味で、インドの地母神信仰ともかかわりが深い。地蔵菩薩の別名とされる場合もあり、堅意菩薩とも呼ばれる。もとの名はダラニンダーラ。

81頁 *――ダルマ・シェアリング　実践の体験で感じたことや疑問、苦しんでいることなど、自分の心からの言葉で分かち合うグループでの「深く聴き、深く話す」実践。

83頁 *――鹿野苑　ブッダが成道後はじめて説法（初転法輪）を行った場所。鹿が遊ぶ園からとられた名で、ヒンドゥ教の最大の聖地ベナレスの郊外にある。

92頁 *――真如　幻を離れた真実、普遍的な実相のこと。あるがままの真理をいう。

*――多宝如来　法華経の中の過去仏のひとりで、ブッダの説法の真実をほめたたえた。

94頁 *――迦旃延　ブッダの十大弟子のひとり。幼少のころから大変聡明で、論議第一と言われる。もとの名はカッチャーヤナ。

108頁 *――霊鷲山、竹林精舎、祇園林、毘舎離　どれもブッダの僧院があったり、頻繁に訪れた地。毘舎離は、ブッダの時代もっとも栄えた商業都市。もとの名はヴァイシャーリ。

109頁 *――私はふだんからサンガと食事を……　一般の実践者にとっては、瞑想会やリトリートなどでの実践ととらえるとよい。

113頁 *――尸棄仏、毘舎浮仏、倶留孫仏　過去七仏のうちの三つの仏。それぞれもとの名は、シッキン、ビシュバブ、クラックチャンダ。

123頁 *――優波離、富楼那、喬答弥　いずれもブッダの弟子。ウパーリ（優波離）は戒律の編纂の中心となった。プルナ（富楼那）は最古参の弟子。ゴータミー（喬答弥）はブッダの叔母であり、養母。最初の比丘尼。

133頁 *——そのエネルギーが意識の一番奥に戻り……　蔵識（意識の一番奥深く）へと心の形成物を戻すことについては、唯識の心理学のわかりやすい説明がある。『リトリート　ブッダの瞑想の実践』（野草社）七六ページ参照。

134頁 *——慈しみ、思いやり、喜び、平静さ　仏教では、この四つを合わせて慈悲喜捨の四無量心と呼ぶ。

*——五力　①確信（信力）、②勤勉さ（精進力）、③気づき（念力）、④集中（定力）、⑤洞察・智慧（慧力）。

137頁 *——須菩提　十大弟子のひとり。空を説くのに第一だったと伝えられ、大乗経典に頻出する。もとの名はスブーティ。

139頁 *——「四聖諦」「八正道」……　これらについての実践の詳細は、『ブッダの〈呼吸〉の瞑想』（野草社）参照。

146頁 *——法華経の編纂のための結集　法華経の編纂時期は紀元一世紀以降三世紀くらいまでと考えられ、何回も繰り返された弟子たちによる編集会議である結集において決定されたという。

174頁 *——快楽の五つの対象　物質（色）、音声（声）、香り（香）、味（味）、触れるもの（触）。

*——三種の感覚　不快感、快感、中性の感覚（苦・楽・不苦不楽）の三種。

*——三種の煩悩　貪（貪り）、瞋（怒り）、痴（無智）の三つの煩悩をさす。

178頁 *——右肩をはだけ　右肩をはだける「偏袒右肩〔へんだんうけん〕」は、ブッダや目上の比丘の前で、尊敬をあらわすための作法。

179頁 *——誤った見方の六つの基盤　唯識派では、三煩悩に合わせて慢（思い上がり）、疑（疑い）、見（誤った見方）。合わせて六煩悩ともいう。

181頁 *——預流果　完全な悟り（阿羅漢果）へ向かう聖なる流れに身を預ける聖者の域に入ること。修行の「四向四果〔しこうしか〕」の第一段階。

182頁 *——善逝　ブッダの呼び名のひとつ。煩悩を断ち、悟りの彼岸へと行った者。

*——四種の組み合わせと八つの段階　修行の段階である四向四果をさす。高位から阿羅漢、不還、一来、預流の四種だが、それをさらに「向」（進みいる段階）と「果」（成就した段階）に分けて八段階となる。この修行段階は、おもに上座部によって受け継がれている。

# 訳者あとがき

本書は、Thich Nhat Hanh, Touching the Earth : 46 Guided Meditations for Mindfulness Practice, Parallax Press（二〇〇四、二〇〇八年）の全訳である。プラムヴィレッジからの提案によって、本書の最新版であるフランス語訳と従来からの英語版を照合し、現時点でもっとも新しく実用的な内容のものにした。

「大地に触れる瞑想」はリトリート（瞑想合宿）で必ず取り入れられ、体験者の多くからもっとも深い実践との感想をよくいただく。

またティク・ナット・ハン師自身も、必読書として、かねてから日本で

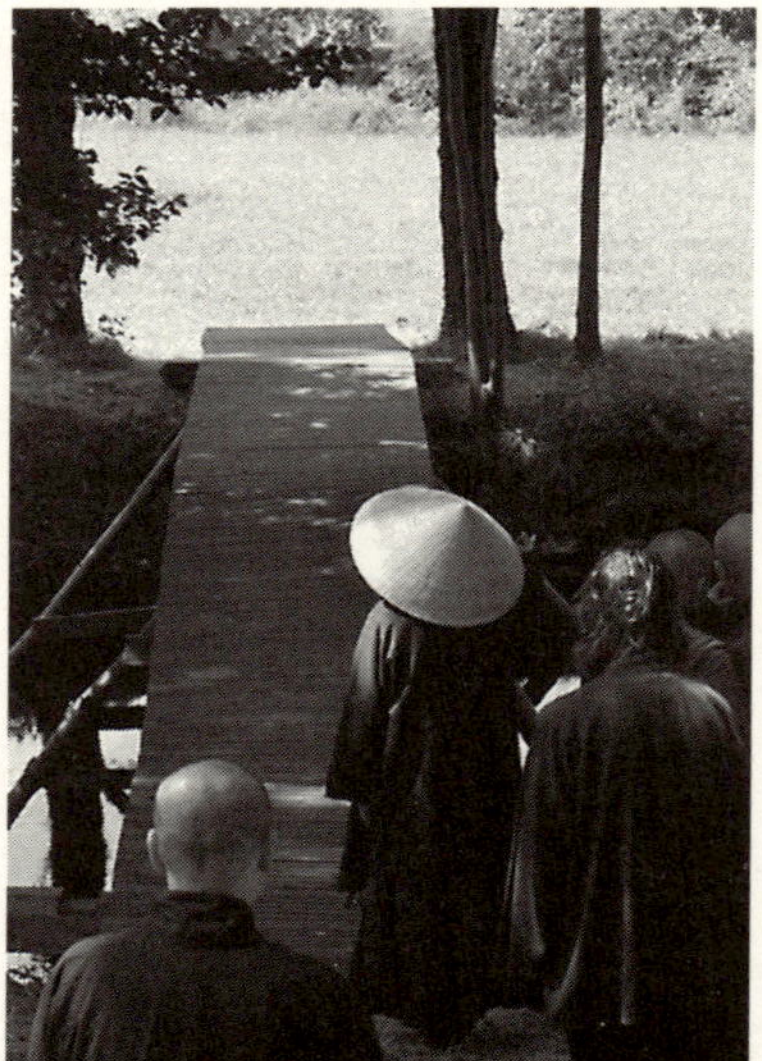

の出版を望まれていた。

冒頭に述べられているように、この実践は「新たな出直し」のための伝統的儀式にもとづいて編み直された。肝心なのは「生き直すことができるとわかれば罪悪感が手放せる」ということ、それは「大地の慈悲によって可能になる」ということである。

私たちに、身をあずけることができる存在があるのは大きな福音だ。絶望の縁に追いつめられ落ち込み切ったとしても、私たちの我が砕かれ果てしなく下降していくとき、そこには大地が待っている。むしろ、そこで深く「悔い抜く」ことでしか「改める」ことは起きないのだろう。それは大地への信頼があってはじめて可能になる。

近年、マインドフルネス（気づきの瞑想手法）が、医療やビジネスなどさまざまな分野で採用されるようになったが、多くの場面で、それが発した源である仏教の教えの総体との乖離を感じざるをえない。「大いなるものへの信頼」「帰依」「信仰」などと表現はさまざまあるが、自我の限界を知りそれを超えていくことが、マインドフルネス瞑想の要だろう。本書はじつに明快に、大地に触れることを通して、私たちにその実践を促している。

本書の刊行は、野草社の石垣雅設社長の英断なしには不可能だった。今回も改訂・校閲の作業に力を注いでくださったプラムヴィレッジのシスター・チャイおよびＵＢＣ（統一仏教教会：プラムヴィレッジの母体）の方々、ここ数年来の伴走者である編集の竹内将彦氏、妻のさなえと四歳の幸弥、瞑想をともにするサンガの仲間、すべての支えとインタービーイングに感謝する。

本書を通して多くの方がこの実践に触れ、深い癒しと行動への力を得られることを願っている。

満開の紅白梅に包まれたゆとり家にて　　島田啓介

## ティク・ナット・ハン◎Thich Nhat Hanh

一九二六年、ベトナム・フエ生まれ。禅僧、平和・人権運動家、学者、詩人。七〇〇名を超える僧・尼僧による国際的な仏教コミュニティ（プラムヴィレッジ）のリーダーとして、多数の在家の瞑想実践者も含めて、日々のマインドフルネス瞑想、平和の創造、共同体形成、社会奉仕活動を実践している。南フランスのボルドーにあるプラムヴィレッジ僧院・瞑想センターでは、現在二〇〇名を超える僧・尼僧が居住し、毎年世界各地から多数の訪問者を受け入れている。

邦訳書が、『ブッダの〈気づき〉の瞑想』『ブッダの〈呼吸〉の瞑想』『ブッダの〈今を生きる〉瞑想』『リトリート――ブッダの瞑想の実践』（野草社）、『ブッダの幸せの瞑想』（サンガ）、『小説ブッダ――いにしえの道、白い雲』『〈気づき〉の奇跡――暮らしのなかの瞑想入門』（春秋社）、『ブッダ「愛」の瞑想』（角川学芸出版）など、現在本書も含めて二十五冊ある。

プラムヴィレッジのホームページ　http://www.plumvillage.org/

日本語による問い合わせ先　japan@plumvillage.org

## 島田啓介◎しまだ・けいすけ

一九五八年生まれ。翻訳家。精神科ソーシャルワーカー（PSW）・カウンセラー。ワークショップハウス「ゆとり家」主宰。農業をベースにした自給的生活と、からだとこころの癒しの提供に取り組む。ティク・ナット・ハンのメソッドによる瞑想会も開催。

翻訳書に『ブッダの〈気づき〉の瞑想』（共訳）『ブッダの〈呼吸〉の瞑想』『ブッダの〈今を生きる〉瞑想』『リトリート――ブッダの瞑想の実践』（野草社）、『ブッダの幸せの瞑想』（共訳）『怖れ――心の嵐を乗り越える深い智慧』（サンガ）などがある。

写真提供――Plum Village
ブックデザイン――堀渕伸治◎tee graphics

# 大地に触れる瞑想

## マインドフルネスを生きるための46のメソッド

二〇一五年四月一五日　第一版第一刷発行
二〇一七年五月一五日　第一版第二刷発行

著　者　ティク・ナット・ハン
訳　者　島田啓介
発行者　石垣雅設
発行所　野草社
東京都文京区本郷二－五－一二　〒一一三－〇〇三三
電話　〇三－三八一五－一七〇一
ファックス　〇三－三八一五－一四二二
静岡県袋井市可睡の杜四－一　〒四三七－〇一二七
電話　〇五三八－四八－七三五一
ファックス　〇五三八－四八－七三五三
発売元　新泉社
東京都文京区本郷二－五－一二
電話　〇三－三八一五－一六六二
ファックス　〇三－三八一五－一四二二
印刷・製本　萩原印刷株式会社

ISBN978-4-7877-1581-4 C0014

野草社の本

…


ブッダの〈気づき〉の瞑想

ティク・ナット・ハン著　山端法玄・島田啓介訳

四六判上製／二八〇頁／一八〇〇円＋税

ブッダの〈呼吸〉の瞑想

ティク・ナット・ハン著　島田啓介訳

四六判上製／二七二頁／一八〇〇円＋税

ブッダの〈今を生きる〉瞑想

ティク・ナット・ハン著　島田啓介訳

四六判上製／一九二頁／一五〇〇円＋税

リトリート　ブッダの瞑想の実践

ティク・ナット・ハン著　島田啓介訳

四六判上製／四三二頁／二五〇〇円＋税